高职高专药学类专业实训教材

药物分析 实训

主　编　郏枝花　江　勇
副主编　方丽波　赵克霞　张黎娟

编　者（以姓氏笔画为序）
丁彩娟（铜陵职业技术学院）
方丽波（合肥职业技术学院）
江　勇（皖西卫生职业学院）
张黎娟（亳州职业技术学院）
郏枝花（安徽医学高等专科学校）
赵克霞（皖西卫生职业学院）
黄　平（安徽医学高等专科学校）
蔡晶晶（安徽医学高等专科学校）

东南大学出版社
SOUTHEAST UNIVERSITY PRESS
·南京·

图书在版编目(CIP)数据

药物分析实训 / 郏枝花，江勇主编. —南京：东南大学出版社，2013.6(2018.8重印)

高职高专药学类专业实训教材 / 王润霞主编

ISBN 978-7-5641-4292-6

Ⅰ. ①药…　Ⅱ. ①郏…②江…　Ⅲ. ①药物分析－高等职业教育－教材　Ⅳ. ①R917

中国版本图书馆 CIP 数据核字(2013)第 125863 号

药物分析实训

出版发行	东南大学出版社
出 版 人	江建中
社　　址	南京市四牌楼 2 号
邮　　编	210096
经　　销	江苏省新华书店
印　　刷	南京京新印刷有限公司
开　　本	787 mm×1 092 mm　1/16
印　　张	8
字　　数	190 千字
版　　次	2013 年 6 月第 1 版　2018 年 8 月第 2 次印刷
书　　号	ISBN 978-7-5641-4292-6
定　　价	26.00 元

＊本社图书若有印装质量问题,请直接与营销部联系,电话:025—83791830。

高职高专药学类专业实训教材编审委员会
成员名单

序

《教育部关于十二五职业教育教材建设的若干意见》【教职成(2012)】9号文中指出："加强教材建设是提高职业教育人才培养质量的关键环节,职业教育教材是全面实施素质教育,按照德育为先、能力为重、全面发展、系统培养的要求,培养学生职业道德、职业技能、就业创业和继续学习能力的重要载体。加强教材建设是深化职业教育教学改革的有效途径,推进人才培养模式改革的重要条件,推动中高职协调发展的基础工程,对促进现代化职业教育体系建设、切实提高职业教育人才培养质量具有十分重要的作用。"按照教育部的指示精神,在安徽省教育厅的领导下,安徽省示范性高等职业技术院校合作委员会(A联盟)医药卫生类专业协作组组织全省10余所有关院校编写了《高职高专药学类实训系列教材》(共16本)和《高职高专护理类实训系列教材》(13)本,旨在改革高职高专药学类专业和护理类专业人才培养模式,加强对学生实践能力和职业技能的培养,使学生毕业后能够很快地适应生产岗位和护理岗位的工作。

这两套实训教材的共同特点是:

1. 吸收了相关行业企业人员参加编写,体现行业发展要求,与职业标准和岗位要求对接,行业特点鲜明。

2. 根据生产企业典型产品的生产流程设计实验项目。每个项目的选取严格参照职业岗位标准,每个项目在实施过程中模拟职场化。护理专业实训分基础护理和专业护理,每项护理操作严格按照护理操作规程进行。

3. 每个项目以某一操作技术为核心,以基础技能和拓展技能为依托,整合教学内容,使内容编排有利于实施以项目导向为引领的实训教学改革,从而强化了学生的职业能力和自主学习能力。

4. 每本书在编写过程中,为了实现理论与实践有效地结合,使之更具有实践性,还邀请深度合作的制药公司、药物研究所、药物试验基地和具有丰富临床护理经验的行业专家参加指导和编写。

5. 这两套实训教材融合实训要求和岗位标准使之一体化，"教、学、做"相结合。在具体安排实训时，可根据各个学校的教学条件灵活采用书中体验式教学模式组织实训教学，使学生在"做中学"，在"学中做"；也可按照实训操作任务，以案例式教学模式组织教学。

成功组织出版这两套教材是我们通过编写教材促进高职教育改革、提高教学质量的一次尝试，也是安徽省高职教育分类管理和抱团发展的一项改革成果。我相信通过这次教材的出版将会大大推动高职教育改革，提高实训质量，提高教师的实训水平。由于编写成套的实训教材是我们的首次尝试，一定存在许多不足之处，希望使用这两套实训教材的广大师生和读者给予批评指正，我们会根据读者的意见和行业发展的需要及时组织修订，不断提高教材质量。

在教材编写过程中，安徽省教育厅的领导给予了具体指导和帮助，A联盟成员各学校及其他兄弟院校、东南大学出版社都给予大力支持，在此一并表示诚挚的谢意。

安徽省示范性高等职业技术院校合作委员会

医药卫生协作组

前　言

　　《药物分析实训》是一门实践性很强的方法学科,对于药学、药品经营与管理、生物制药技术等专业的学生来说,不仅要掌握药物分析的基本理论、基本知识,还要有扎实的操作技能和实事求是的科学态度,才能为今后从事药品质量分析工作打下良好的基础,为保证人民用药安全、合理、有效作出贡献。《药物分析实训》通过实训教学,使学生进一步理解药物分析基本理论,熟悉药物分析检验的基本原理、技术、技能,强调实训操作的科学性、准确性、规范性。在实训过程中培养学生对药品质量检验严肃的工作态度、严密的工作方法和实事求是的工作作风。通过实训逐步使学生具备客观地对药品质量进行观察、比较、分析和综合的能力,以及提出问题、独立思考、解决实际问题的能力,提高学生的综合素质。

　　本《药物分析实训》适合药学、药品经营与管理、生物制药技术等各专业的实训教学,由于编者经验不足,水平有限,书中如有错误和疏漏请批评指正。

编　者
2013 年 2 月

目 录

实训一 苯甲酸的红外光谱鉴别

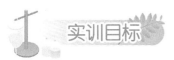

实训目标

1. 掌握红外光谱分析固体样品的制备技术。
2. 熟悉如何根据红外光谱识别官能团,了解苯甲酸的红外光谱图。

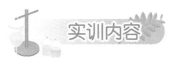

实训内容

一、实训相关知识

用连续改变频率的红外光照射样品时,样品分子中某个基团的振动频率和外界红外辐射的频率一致,且分子的偶极距发生了改变,产生红外吸收。通过红外光照射前后,在一些波长范围内变弱(被吸收),在另一些范围内则较强(不吸收),由光学信号转换成数字信号得到有机化合物谱图。

红外吸收光谱分为三个区域:

近红外($0.75\sim2.5$ mm,$13\,330\sim4\,000$ cm^{-1})

中红外($2.5\sim15.4$ mm,$4\,000\sim650$ cm^{-1})

远红外($15.4\sim830$ mm,$650\sim12$ cm^{-1})

有机物大部分基团的振动频率出现在 $2.5\sim25$ μm($4\,000\sim400$ cm^{-1})的中红外区,因此红外光谱通常指中红外光谱。

气体、液体、固体样品均可以测定,测定所需样品量少(mg级),不破坏样品,可以回收。

KBr压片法广泛用于红外定性分析和结构分析,通过称量压片质量也可方便地进行常量组分的定量分析。将固体样品与卤化碱(通常是KBr)混合研细,并压成透明片状,然后放到红外光谱仪上进行分析,这种方法就是压片法。压片法所用的碱金属的卤化物应尽可能纯净和干燥,试剂纯度一般应达到分析纯,可以用的卤化物有 NaCl、KCl、KBr、KI 等。由于 NaCl 的晶格能较大,不易压成透明薄片,而 KI 又不易精制,因此大多采用 KBr 或者 KCl 做样品载体。制备 KBr 压片时,应取约 2 mg 样品研磨,然后与 100~200 mg 干燥 KBr 粉末充分混合,并再次研磨 1~2 分钟,研磨时间将对最终的光谱外观有显著影响。再转入合适的模具中,使之分布均匀,抽空下压成透明薄片。装入压片夹,以 KBr 空白压片作参比扫描红外光谱。查谱线索引找出标准谱图,对照谱峰位置、形状和相对强度进行鉴定。

二、实训用物

TJ270-30 型红外光谱仪(图 1-1)及附件、KBr 压片模具及附件、红外烘箱、玛瑙研钵、AP-01P真空泵(图 1-2a)、FW-4A 压片机(图 1-2a、1-2b),苯甲酸(原料药)、KBr(光谱纯)和乙醚等。

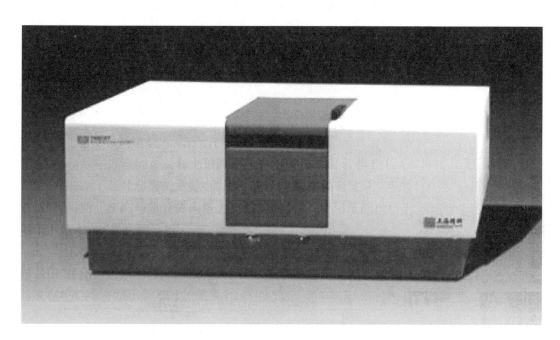

图 1-1　TJ270-30 型红外光谱仪

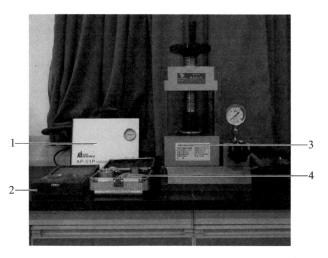

图 1-2a 粉末压片设备

1. AP-01P 真空泵(抽气机) 2. 玛瑙研钵

3. FW-4A 粉末压片机 4. 压片模具

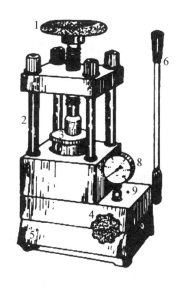

图 1-2b 压片机示意图

1. 压力杆手轮 2. 立柱 3. 工作台垫板

4. 放油阀 5. 基座 6. 压把

7. 压模 8. 压力表 9. 注油口

三、实施要点

1. 仪器的准备工作

(1) 检查仪器后依次开启红外系统主机、显示器、计算机的电源开关。

注意:开机时样品室内不得放置任何物件。

(2) 打开"TJ270 应用程序",进行系统自检和初始化(图 1-3)。

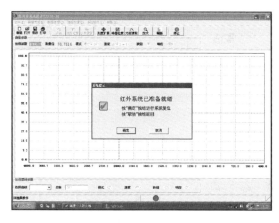

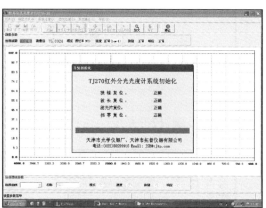

图 1-3 仪器系统进行自检和初始化

(3) 点击"参数设置"设置参数(图 1-4),依次选择:透过率模式、快速扫描、狭缝宽度正常、响应时间正常、X 轴为 4 000~400、Y 轴为 0~100、连续扫描方式、次数是 1。

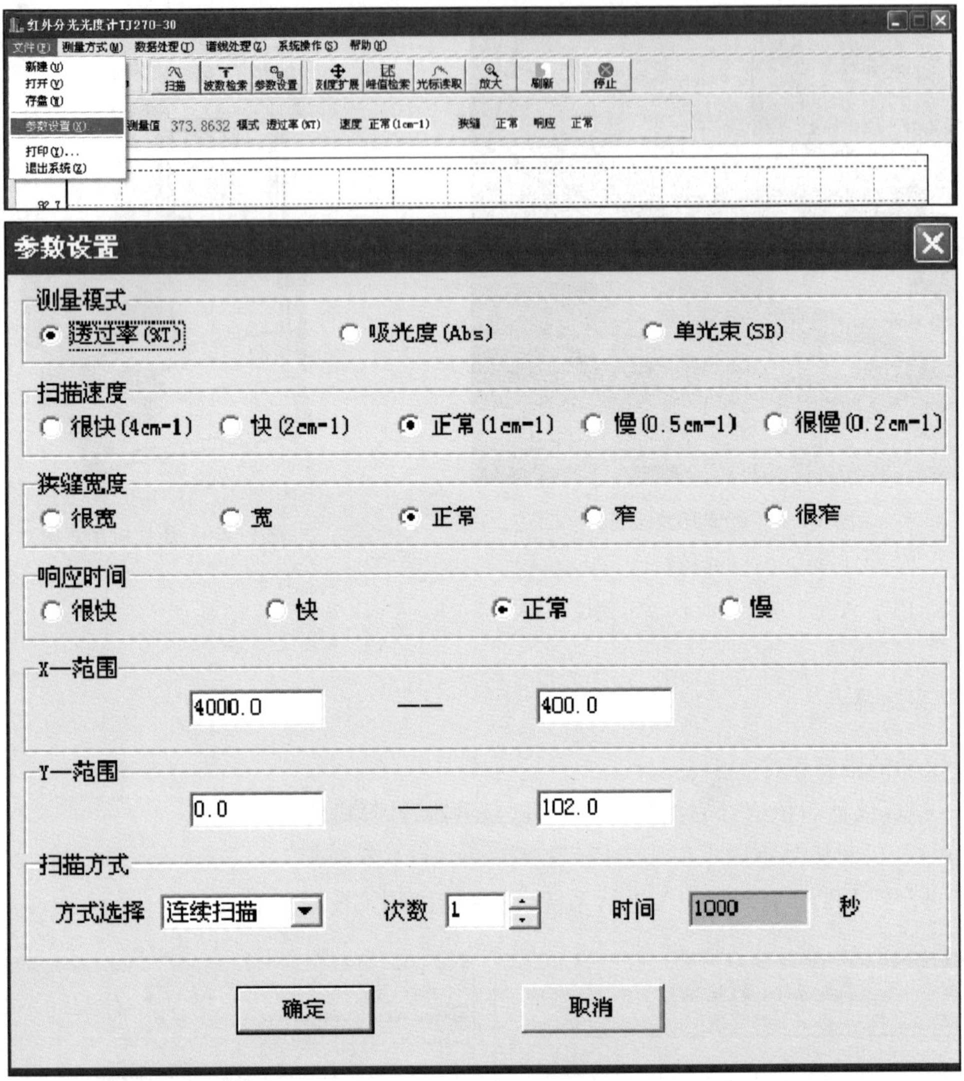

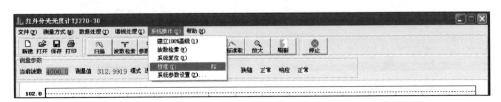

图 1-4　设置仪器试验参数

（4）按"F2 键"校准系统（0％和 100％）：见图 1-5。

图 1-5　校准系统

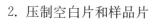

2. 压制空白片和样品片

（1）在玛瑙研钵中分别研磨 KBr 和苯甲酸至 $2~\mu m$ 细粉，放入称量瓶中，然后置于烘箱中烘4～5小时（图1-6）。烘干后的样品置于干燥器中待用。

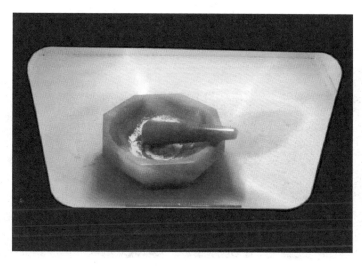

图1-6　烘箱中烘干试样

（2）取 2 mg 的干燥苯甲酸和200 mg 的干燥 KBr，按照等量递增的原则倒入玛瑙研钵中进行研磨直至混合均匀（图1-7）。

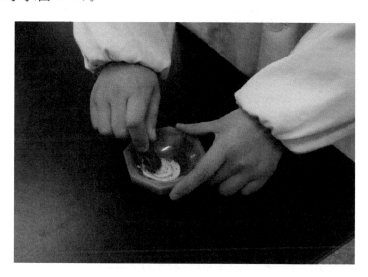

图1-7　研磨混合样品

（3）戴上手套或指套，从干燥箱中取出备用的压片模具、漏斗（图1-8），将模腔装在底座上，底模装入模腔（注意抛光面向上），用漏斗转入 200 mg 样品于模心，防止粉末附着在模心的边缘，还应用干刮刀将模具中的样品刮平，并使其中心略高出，然后将柱塞轻轻地放在样品上转动两三次以使样品分布均匀,再将柱塞极缓慢地取出,随后将顶模面轻轻放入模心(抛光面向下),将柱塞置于其上,并在柱塞进入模腔的部位套以O形橡皮圈加以真空密封(图1-9)。

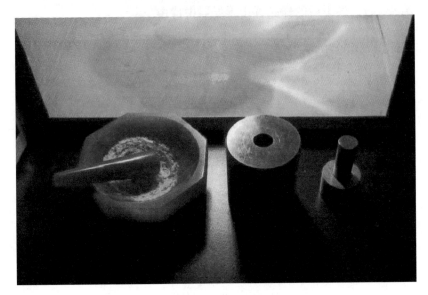

图1-8 从干燥箱中取出备用的压片模具

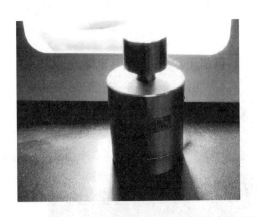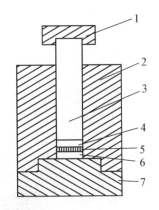

图1-9 压片的磨具实物及示意图

1. 压杆帽 2. 压模体 3. 压杆 4. 顶模片 5. 试样 6. 底模片 7. 底座

(4) 将模具与真空管路连接,装在液压机柱塞间,抽真空2分钟,拧出液压机通气螺丝,关闭释气阀,然后缓缓泵压至20 MPa(约10 T压力)保持5分钟(图1-10),切断真空源并用双手开启释气阀将压力缓慢而均匀地撤出。除去模具底座,小心倒置模具(防止柱塞掉下),套上脱模圈,用液压机将压片轻轻推出模心。

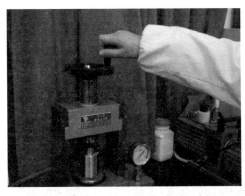

（1）固定、压紧模具

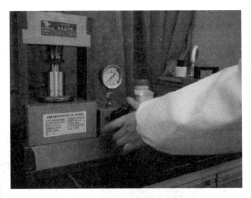

（2）关闭液压油路阀门

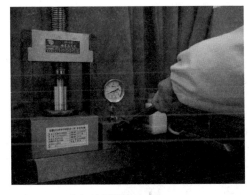

（3）按压压杆加压

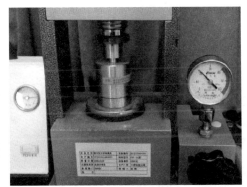

（4）维持压力 20 MPa 5 分钟

图 1-10　压片的磨具实物及示意图

3. 测定样品的红外光谱图

（1）用小刀片和镊子揭取压片，装入称量瓶中，放在干燥箱中备用（图 1-11）。

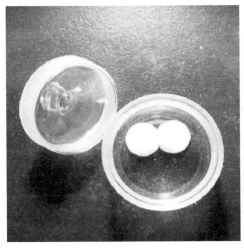

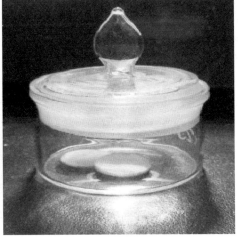

图 1-11　压制好的 KBr 片

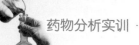

（2）将压制好的 KBr 片装入压片架上（图 1-12），放入样品室（图 1-13）。

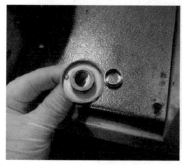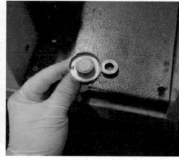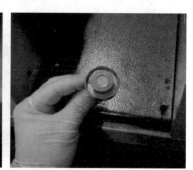

图 1-12 将 KBr 片装入压片架上

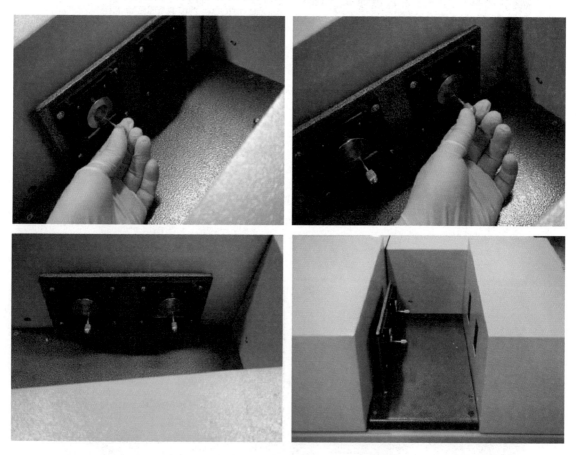

图 1-13 压片架放入红外光谱仪样品室

（3）以 KBr 空白片（同上制备）为参比装入红外样品光路，即可扫描测定一个未知样的红外光谱图（图 1-14）。

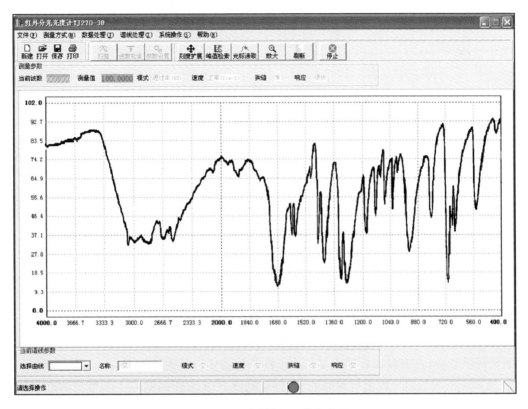

图 1-14　测绘样品红外光谱图

四、实训结果

1. 解析苯甲酸红外谱图中的各官能团的特征吸收峰,并作出标记。

2. 将未知化合物的各个官能团区的峰位列表,并根据其他实训数据,指出未知化合物的可能结构。

由于氢键的作用,苯甲酸通常以二分子缔合体的形式存在。只有在测定气态样品或非极性溶剂的稀溶液时,才能看到游离态苯甲酸的特征吸收。用固体压片法得到的红外光谱中显示的是苯甲酸二分子缔合体的特征,在 2 400～3 000 cm^{-1} 处是 O—H 伸缩振动峰,峰宽且散,由于受氢键和芳环共轭两方面的影响,苯甲酸缔合体的 C═O 伸缩振动吸收位移到 1 700～1 800 cm^{-1} 区(而游离 C═O 伸缩振动吸收是在 1 710～1 730 cm^{-1} 区,苯环上的 C═C 伸缩振动吸收出现在 1 480～1 500 cm^{-1} 和 1 590～1 610 cm^{-1}),这两个峰是鉴别有无芳核存在的标志之一,一般后者峰较弱,前者峰较强。

由苯甲酸分子结构可知,分子中各原子基团的基频峰的频率在 4 000～650 cm^{-1} 范围内的如表 1-1 所示。

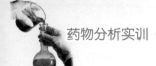
表 1-1　分子中各原子基团的基频峰的频率

原子基团的基本振动形式	基频峰的频率/cm^{-1}
ν_{C-H}（Ar 上）	3 077,3 012
ν_{C-C}（Ar 上）	1 600,1 582,1 495,1 450
δ_{C-H}（Ar 上邻接五氢）	715,690
ν_{C-H}（形成氢键二聚体）	3 000～2 500（多重峰）
δ_{O-H}	935
$\nu_{C=O}$	1 400
δ_{C-O-H}（面内弯曲振动）	1 250

五、注意事项

1. KBr 在 7 500 kg/cm² 压力下易形成透明的晶片,其背景吸收很小,且无吸收选择性,在 1 000 cm^{-1} 反射损失为 8.5%,可在 4 000～400 cm^{-1} 范围内用作压片基质,但它易吸湿(20℃的水溶度为 70 g/100 g),必须充分干燥,尽量减少水分的影响(在整个中红外区均有强烈的水分吸收,潮湿还会造成不平和粗糙的表面),可在 200℃干燥数小时后保存在分子筛干燥器内,最好研细至直径 2 μm 左右量出标准重量放入一些小容器中以备随时使用。

2. 为避免出现散射导致谱带轮廓的不对称,应使 KBr 与样品颗粒小于所测的红外辐射波长(粗颗粒会在压片中形成白点,研磨时间过长样片变白)。

3. 样品与 KBr 应混合均匀以免散射使高波数端基线抬高。

4. 为防止压片的龟裂现象,压片时应先抽气至 1～2 mmHg 柱,保持 1～2 分钟后极其缓慢均匀地降压,除去底座倒置后套上顶圈用压力机将压片轻轻推出模心,将模具加热可给脱模带来方便,并减少了压片起雾的危险,而用一块橡皮垫在模具之下,使之与底模相接触,当压片离开模腔时,可防止横向与垂直方向应力突然同时消除;使用纸圈也可有效地防止压片龟裂,还可以用于不足 1 mg 样品的分析。

5. 当压片制成备用时,在外观上应当是透明的,或更可能是均匀半透明或是乳白色的。样品与 KBr 混合不充分,压力太低或除气不够会导致透明度差。质地不匀或有云层通常是压制时粉末在模具中分布不均匀的结果。

6. 模具的各部件使用之后,应用热水冲洗,待其充分干燥后在稍高的温度(室温＋10℃)下保存备用。KBr 对钢制模具的平滑表面有极强的腐蚀性,而且 KBr 的玻璃状附着物很难用眼睛检查出来。因此,在每次日常工作之后的常规冲洗是一项有效的防护措施。

　思考题

1. 测定苯甲酸的红外光谱,还可以用哪些制样方法?

2. 影响样品红外光谱图质量的因素是什么?

3. 测试前,样品需经过哪些预处理? 为什么?

4. 苯环的取代类型有哪些? 请说明相应的特征吸收峰位。

苯甲酸的红外光谱鉴别考核评价标准

测试项目	技能要求	分值	得分
实训准备	着装整洁,卫生习惯好	5	
	实训内容、相关知识,正确选择所需的材料及设备	5	
	仪器开机准备	10	
实训操作	烘干试样和KBr	10	
	研磨试样和KBr并混合均匀	15	
	安装压片模具	5	
	使用压片机压制空白片和样品片	5	
	将空白片和样品片装入压片架上,置于样品室	5	
	设置仪器参数、调零	5	
	测量样品的红外光谱图	5	
实训记录	正确、及时记录实训的现象、数据	10	
清场	按要求清洁仪器设备、实训台,摆放好所用药品	10	
实训报告	实训报告工整,项目齐全,结论准确,并能针对结果进行分析讨论	10	
合计		100	

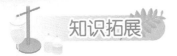

TJ270-30A 红外分光光度计操作规程

1. 检查仪器后依次开启红外系统主机、显示器、计算机的电源开关。（开机时样品室内不得放置任何物件）

2. 打开"TJ270应用程序"，进行系统自检和初始化。

3. 点击"参数设置"设置参数，依次选择：透过率模式、快速扫描、狭缝宽度正常、响应时间正常、X轴为4 000～400、Y轴为0～100、连续扫描方式、次数是1。

4. 按"F2键"校准系统（0％和100％）。

5. 在样品室中依次放入样品（如聚苯乙烯标准品）和对照品（空白KBr片），盖上避光板。

6. 按"F1键"，开始扫描。

7. 实训完毕，处理、保存实训数据。

8. 退出"TJ270应用程序"，关闭红外系统主机、显示器、计算机的电源开关，盖上仪器防尘罩。

实训二　葡萄糖的杂质检查

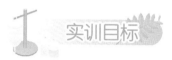

1. 掌握氯化物、硫酸盐、铁盐、重金属、砷盐及干燥失重的检查方法与操作技能。

2. 熟悉药物中一般杂质限量检查的方法和原理。

3. 熟悉葡萄糖中溶液的澄清度与颜色、乙醇溶液的澄清度、酸度、钙盐、钡盐及炽灼残渣的检查方法。

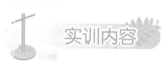

一、实训相关知识

杂质限量是指药物中杂质的最大允许量。杂质限量检查,就是检查杂质是否超过最大允许量。只要药物中杂质没有超过最大允许量,杂质的实际含量不必测出。比较常用的方法是对照法,即取一定量待检杂质对照品溶液与一定量供试品溶液在相同条件下处理后,比较结果,以确定杂质的含量是否超过杂质对照液的量(限量)。测定应用时,要注意供试液的处理和对照液的处理相互平行原则,以保证结果的可比性。

主要检查法的实训原理如下:

(1) 氯化物检查法:利用氯化物在硝酸酸性溶液中与硝酸银试液作用生成的氯化银白色浑浊液,与一定量(限量)的标准氯化钠溶液在相同条件下生成的氯化银浑浊液比较,以判断供试品中的氯化物是否超过限量。

$$Ag^+ + Cl^- \longrightarrow AgCl\downarrow(白色)$$

(2) 硫酸盐检查法:利用硫酸盐在盐酸酸性溶液中与氯化钡试液作用生成的硫酸钡白色浑浊液,与一定量(限量)的标准硫酸钾溶液在相同条件下生成的硫酸钡白色浑浊液比较,以判断供试品中的硫酸盐是否超过限量。

$$SO_4^{2-} + BaCl_2 \xrightarrow{HCl} BaSO_4 \downarrow（白色）$$

（3）铁盐检查法：铁盐在盐酸酸性溶液中与硫氰酸盐生成红色可溶性的硫氰酸铁配位离子，与一定量标准铁溶液用同法处理后进行比色，以判断供试品中的铁盐是否超过限量。

$$Fe^{3+} + 6SCN^- \longrightarrow \left[Fe(SCN)_6\right]_3^-（红色）$$

（4）砷盐检查法：利用金属锌与盐酸作用产生新生态氢，与供试品中微量亚砷酸盐反应生成挥发性的砷化氢，砷化氢与溴化汞试纸产生黄色、棕色或黑棕色的砷斑，与同一条件下标准砷溶液所产生的砷斑比较，以判断供试品中的砷盐是否超过限量。

$$As^{3+} + 3Zn + 3H^+ \longrightarrow 3Zn^{2+} + AsH_3 \uparrow$$
$$AsO_3^{3-} + 3Zn + 9H^+ \longrightarrow 3Zn^{2+} + 3H_2O + AsH_3 \uparrow$$
$$AsO_4^{3-} + 4Zn + 11H^+ \longrightarrow 4Zn^{2+} + 4H_2O + AsH_3 \uparrow$$
$$AsH_3 + 2HgBr_2 \longrightarrow 2HBr + AsH(HgBr)_2 \downarrow$$
$$（黄色）$$
$$AsH_3 + 3HgBr_2 \longrightarrow 3HBr + As(HgBr)_3 \downarrow$$
$$（棕色）$$

二、实训用物

1. 器材　25 ml 和 50 ml 的纳氏比色管、量筒、恒温水浴锅、检砷器、玻璃棒、医用棉花、滤纸、托盘天平、分析天平、扁形称量瓶、恒温干燥箱、干燥器、变色硅胶、冰箱及坩埚等。

2. 试药　氯化钠、硫酸钾、硫酸铁铵、硝酸铅、三氧化二砷、碳酸钙、硫酸肼、氯化钴、重铬酸钾及硫酸铜，均为分析纯；硝酸、硝酸银、盐酸、氯化钡、硫氰酸钾、醋酸铵、氨水、硫代乙酰胺、氢氧化钠、甘油、醋酸铅、溴化汞、碘化钾、氯化亚锡、锌粒、硫酸、酚酞、乙醇及草酸铵，均为分析纯或化学纯；葡萄糖、纯化水等。

三、实施要点

1. 氯化物检查　取本品 0.60 g，加水溶解使成 25 ml（溶液如显碱性，可滴加硝酸使成中性），再加稀硝酸 10 ml；溶液如不澄清，应滤过；置 50 ml 纳氏比色管中，加水使成约 40 ml，摇匀，即得供试品溶液（图 2-1）。

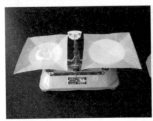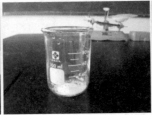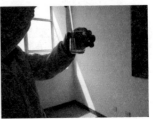

图 2-1　配制供试液

另取标准氯化钠溶液（1 ml 相当于 10 μg 的 Cl⁻）6.0 ml，置 50 ml 纳氏比色管中，加稀硝酸 10 ml，加水使成 40 ml，即得对照溶液。于供试品溶液与对照溶液中，分别加入硝酸银试液 1.0 ml，用水稀释使成 50 ml，摇匀，在暗处放置 5 分钟，同置黑色背景上，从比色管上方向下观察、比较，供试品溶液管不得比对照溶液管产生的白色浑浊更浓（0.01%）。

　　2. 硫酸盐检查　取本品 2.0 g，加水溶解使成约 40 ml（溶液如显碱性，可滴加盐酸使成中性）；溶液如不澄清，应滤过；置 50 ml 纳氏比色管中，加稀盐酸 2 ml，摇匀，即得供试品溶液。另取标准硫酸钾溶液（1 ml 相当于 100 μg 的 SO₄²⁻）2.0 ml，置 50 ml 纳氏比色管中，加水使成约 40 ml，加稀盐酸 2 ml，摇匀，即得对照溶液（图 2-2）。

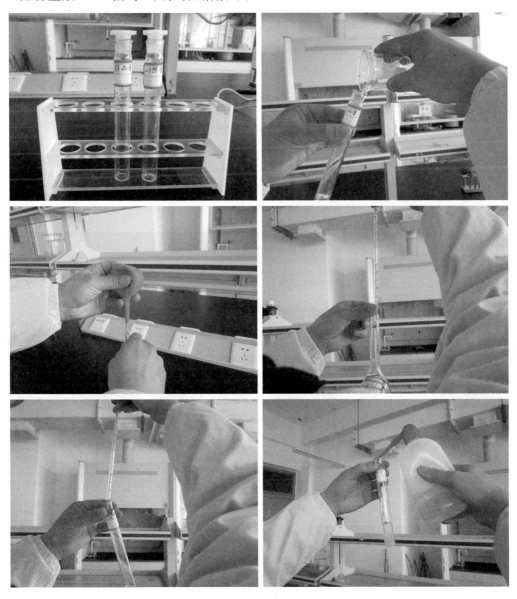

图 2-2　配制供试液与对照液

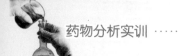

于供试品溶液与对照溶液中分别加入 25％氯化钡溶液 5 ml,用水稀释至 50 ml,充分摇匀,放置 10 分钟,同置黑色背景上,从比色管上方向下观察、比较,供试品溶液管不得比对照溶液管产生的白色浑浊更浓(0.01％)(图 2-3)。

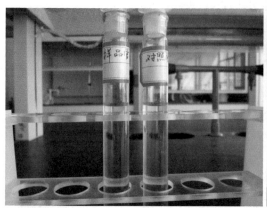
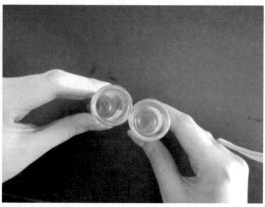

图 2-3　硫酸盐检查结果

3. 铁盐检查　取本品 2.0 g,加水 20 ml 溶解后,加硝酸 3 滴,缓慢煮沸 5 分钟,放冷,用水稀释制成45 ml,加硫氰酸铵溶液(30→100)3.0 ml,摇匀;如显色,与标准铁溶液(1 ml 相当于 10 μg 的 Fe)2.0 ml 用同一方法制成的对照液比较,不得更深(0.001％)(图 2-4)。

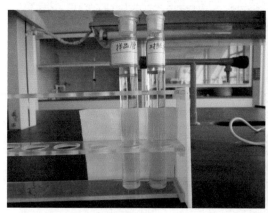
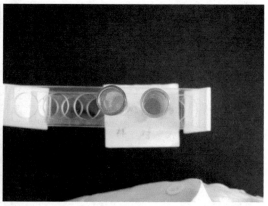

图 2-4　铁盐检查结果

4. 重金属检查　取 25 ml 纳氏比色管三支。甲管中加入标准铅溶液(1 ml 相当于 10 μg 的 Pb)2 ml 与醋酸盐缓冲液(pH=3.5)2 ml 后,加水稀释成 25 ml;乙管中加入本品 4.0 g,加水适量溶解后,加醋酸盐缓冲液(pH=3.5)2 ml 后,加水稀释成 25 ml;丙管中加入本品 4.0 g,加水适量溶解后,再加标准铅溶液 2 ml 与醋酸盐缓冲液(pH=3.5)2 ml 后,加水稀释成 25 ml。若供试品溶液带颜色,可在甲管中滴加少量的稀焦糖溶液或其他无干扰的有色溶液,使之与乙管、丙管一致;再在甲、乙、丙三管中分别加硫代乙酰胺试液各 2 ml,摇匀,放置 2 分钟,同置白纸上,自上向下透视,丙管中显出的颜色不浅于甲管时,乙管中显示的颜色与甲管比较,不得更深(0.000 5%)。

5. 砷盐检查(古蔡氏法)

(1) 检砷装置的准备:仪器装置如图 2-5。测试时,取 60 mg 醋酸铅棉花撕成疏松状,每次少量用小玻璃棒轻而均匀地装入导气管 C,装置高度为 60～80 mm,再于旋塞 D 的顶端平面上放一片溴化汞试纸(试纸大小以能覆盖孔径而不露出平面外为宜),盖上旋塞盖 E 并旋紧,即得。

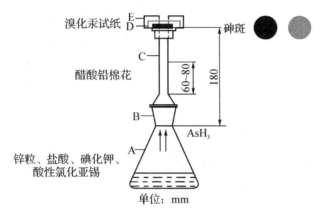

图 2-5　砷盐检查(古蔡氏法)装置

(2) 标准砷斑的制备:精密量取标准砷溶液(1 ml 相当于 1 μg 的 As)2 ml,置 A 瓶中,加盐酸 5 ml 与水 21 ml,再加碘化钾试液 5 ml 与酸性氯化亚锡试液 5 滴,在室温放置 10 分钟后,加锌粒 2 g,立即将照上法装妥的导气管 C 密塞于 A 瓶上,并将 A 瓶置 25～40 ℃水浴中,反应 45 分钟,取出溴化汞试纸,即得。

(3) 供试品砷斑检查:取本品 2.0 g,加水 5 ml 溶解后,加稀硫酸 5 ml 与溴化钾溴试液 0.5 ml,置水浴上加热约 20 分钟,使保持稍过量的溴存在,必要时,再补加溴化钾溴试液适量,并随时补充蒸散的水分,放冷,加盐酸 5 ml 与水适量使成 28 ml,照以上标准砷斑的制备,自"再加碘化钾试液 5 ml"起,依法操作,将生成的砷斑与标准砷斑比较,不得更深(0.000 1%)。

6. 干燥失重测定　取本品约 1 g,置 105 ℃干燥至恒重的扁形称量瓶中,精密称定。并将供试品平铺于瓶底,将称量瓶放入洁净的培养皿中,瓶盖半开或将瓶盖取下,置称量瓶旁,放入恒温干燥箱内,调节温度至 105 ℃(±2 ℃),干燥 2～4 小时(图 2-6)。取出后迅速盖好瓶盖,置干燥器内放冷至室温,迅速精密称定(图 2-7)。再于 105 ℃(±2 ℃)干燥烘箱中干燥至恒重,减失重量应为 7.5%～9.5%。

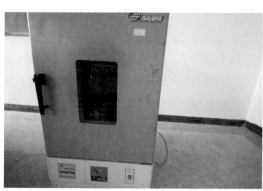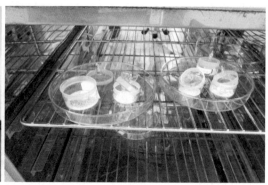

图 2‑6　干燥称量瓶(瓶盖半开)

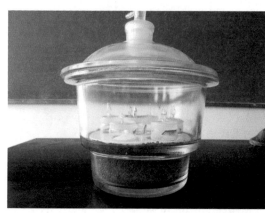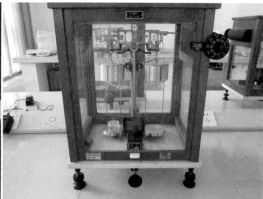

图 2‑7　干燥与称重

7. 酸度检查　取本品 2.0 g,加水 20 ml 溶解后,加酚酞指示液 3 滴与氢氧化钠滴定液(0.02 mol/L)0.20 ml,应显粉红色。

8. 溶液的澄清度与颜色检查　取本品 5.0 g,加热水溶解后,放冷,用水稀释至 10 ml,溶液应澄清无色;如显浑浊,与 1 号浊度标准液(表 2‑1)比较,不得更浓。

表 2‑1　浊度标准液的制备

级号	0.5	1	2	3	4
浊度标准原液/ml	2.50	5.0	10.0	30.0	50.0
水/ml	97.50	95.0	90.0	70.0	50.0

如显色,与对照液(取比色用氯化钴液 3.0 ml,比色用重铬酸钾液 3.0 ml 与比色用硫酸铜液 6.0 ml,加水稀释成 50 ml)1.0 ml,加水稀释至 10 ml 比较,同在 25 ml 纳氏比色管中,并同置白色背景上,自上向下透视,或同置白色背景前,平视观察;供试品管呈现的颜色与对照管比

较,不得更深。

9. 乙醇溶液的澄清度检查　取本品 1.0 g,加乙醇 20 ml,置水浴上加热回流约 40 分钟,溶液应澄清。

10. 炽灼残渣检查　取本品 1.0~2.0 g,置已炽灼至恒重的坩埚中(图 2-8),精密称定,缓缓炽灼至完全炭化,放冷,加硫酸 0.5~1 ml 使湿润,低温加热至硫酸蒸气除尽后,在 700~800℃ 炽灼使完全灰化,移至干燥器内,放冷,精密称定后,再在 700~800℃ 炽灼至恒重,残渣重不得过 0.1%。

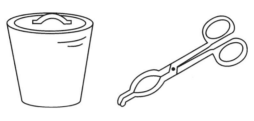

图 2-8　坩埚和坩埚钳

11. 钙盐检查　取本品 1.0 g,加水 10 ml 溶解后,加氨试液 1 ml 与草酸铵试液 5 ml,摇匀,放置 1 小时,如发生浑浊,与标准钙溶液〔精密称取碳酸钙 0.125 0 g,置 500 ml 量瓶中,加水 5 ml 与盐酸 0.5 ml 使溶解,用水稀释至刻度,摇匀,每 1 ml 相当于 0.1 mg 的钙(Ca)〕 1.0 ml 制成的对照液比较,不得更浓(0.01%)。

12. 钡盐检查　取本品 2.0 g,加水 20 ml 溶解后,溶液分成两等份,一份中加稀硫酸 1 ml,另一份中加水,摇匀,放置 15 分钟,两液均应澄清。

四、实训结果

比较供试品溶液与对照品溶液的现象(显色、浑浊度、斑点颜色、深浅等现象)。

五、注意事项

1. 遵循平行操作原则　一般杂质检查中绝大多数都采用对照法进行检查,在本次实训中,氯化物、硫酸盐、铁盐、重金属、砷盐及钙盐均采用对照法进行检查,对照法重在遵循平行操作原则,其操作简易流程图如图 2-9。遵循平行操作原则,即供试管与对照管的实训条件应尽可能一致,包括实训用具的选择(如纳氏比色管应配对,刻度线高低相差≤2 mm)、试剂与试液的量取方法与加入顺序,以及反应时间的长短等。

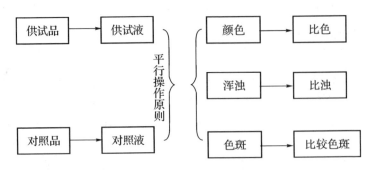

图 2-9 对照法操作简易流程图

2. 使用过的纳氏比色管应及时清洗,注意不能用毛刷刷洗,可用重铬酸钾洗液浸泡。

3. 检查结果不符合规定或者在限度边缘时,应对供试管和对照管各复查两份,方可判定。

 思考题

1. 在氯化物检查、硫酸盐检查和重金属检查时,遇到有颜色的样品应该如何处理?

2. 砷盐检查中加入醋酸铅棉花、酸性氯化亚锡和碘化钾的作用是什么?

3. 何谓干燥失重?何谓恒重?本次实训中为何干燥时将瓶盖半开或将瓶盖取下?取出后又为何迅速盖好瓶盖,置干燥器内放冷至室温?

葡萄糖的杂质检查技能考核评价标准

测试项目	技能要求	分值	得分
实训准备	着装整洁,卫生习惯好 实训内容、相关知识,正确选择所需的材料及设备,正确洗涤	10	
实训操作	正确配制实训所需供试品溶液	10	
	正确配制实训所用对照品溶液	10	
	实训时遵循平行原则	10	
	正确观察实训结果(自上而下观察法)	10	
	正确进行干燥失重测定、炽灼残渣实训操作	10	
	正确进行溶液的澄清度与颜色检查、乙醇溶液的澄清度检查实训操作	10	
实训记录	正确、及时记录实训的现象、数据	10	
清场	按要求清洁仪器设备、实训台,摆放好所用药品	10	
实训报告	实训报告工整,项目齐全,结论准确,并能针对结果进行分析讨论	10	
合计		100	

实训三 对乙酰氨基酚注射液中有关物质的检查

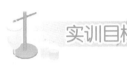

实训目标

1. 掌握高效液相色谱法检查药物中特殊杂质的方法。
2. 熟悉高效液相色谱仪的使用方法。
3. 了解高效液相色谱法分离有机化合物的基本原理及操作条件。

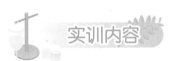

实训内容

一、实训相关知识

高效液相色谱法是一项高效、快速的分离分析技术,它可用来作液固吸附、液液分配、离子交换和空间排阻色谱(即凝胶渗透色谱)分析,应用非常广泛。据估计,世界上几百万种化合物中除 20% 宜用气相色谱(GC)分离分析外,其余 80% 的化合物,包括大(高)分子化合物、离子型化合物、热不稳定化合物以及有生物活性的化合物都可以用不同模式的 HPLC(正相 HPLC、反相 HPLC、离子交换色谱和离子色谱、体积排除色谱、亲和色谱等等)进行分离分析。

1. 高效液相色谱法特点

(1) 分离效能高:由于新型高效微粒固体相填料的使用,液相色谱填充柱的柱效可达 5 000～30 000 块理论塔板数/m,远远高于气相色谱填充柱的柱效。

(2) 选择性高:由于液相色谱具有高柱效,并且流动相可以控制和改善分离过程的选择性,因此高效液相色谱不仅可以分析不同类型的有机化合物及其同分异构体,还可以分析在性质上极为相似的旋光异构体。

(3) 检测灵敏度高:高效液相色谱法使用的检测器大多数都具有较高的灵敏度,紫外检测器灵敏度可达 10^{-9} g,荧光检测器灵敏度可达 10^{-12} g。

(4) 分析速度快:由于高压泵的使用,相对于经典液相(柱)色谱法其分析时间大大缩短。

2. 高效液相色谱仪器　高效液相色谱仪器系统的主要部件有储液罐、高压输液泵、进样装置、色谱柱、检测器、记录仪和数据处理装置(色谱工作站)。

(1) 输液系统:输液系统要为 HPLC 仪器提供流量恒定、准确、无脉冲的流动相,流量的精度和长期的重复性要好,同时还要提供精度好、准确度高、重现性好的多元溶剂梯度。流量的范围要宽,既能满足微柱(内径 1～2 mm)分析,也能满足常规柱(内径 4 mm)分析,甚至还可满足半制备柱(内径 10 mm)的需求。目前 HPLC 常用的是双泵头往复式柱塞泵,流速范围一般为 0.001～10 ml/min。

(2) 色谱柱:色谱柱通常为不锈钢柱,内装各种填充剂。常用的填料为硅胶,可用于反相色谱;化学键合固定相,根据键合的基团不同,可用于反相或正相色谱。其中最常用的是十八烷基键合硅胶,即 ODS 柱,可用于反相色谱或离子对色谱。

(3) 检测器:检测器用于连续检测色谱柱流出的物质,进行定性定量分析。要求其灵敏度高、噪音小、基线稳定、响应值的线性范围宽等。近年来各国都在研究开发新的检测技术,进一步扩大了 HPLC 的应用。常用的检测器有紫外检测器(UVD)、示差折光检测器(RID)、电化学检测器(ECD)、荧光检测器等。

有关物质系药品中除主成分以外的杂质,有关物质的来源有两种:起始原料及合成过程中的中间体和副产物;储存过程中的降解产物。由于有关物质的含量较少,所以选择专属性强、灵敏度高、重现性好的检测方法至关重要,《中国药典》(2010 年版)普遍采用高效液相色谱法。

高效液相色谱法检测有关物质的方法主要有:①内标法;②外标法;③加校正因子的主成分自身对照法;④不加校正因子的主成分自身对照法;⑤面积归一化法。

二、实训用物

高效液相色谱仪及配套色谱工作站、过滤装置、电子天平、移液管、100 ml 容量瓶、对乙酰氨基酚注射液、对氨基酚对照品、甲醇(色谱纯)、醋酸铵(分析纯)、超纯水。

三、实施要点

1. 处理流动相　按照药典要求配制流动相:0.05 mol/L 醋酸铵溶液-甲醇(85∶15)。流动相应通过0.45 μm 的有机滤膜进行过滤(专用溶剂过滤瓶,隔膜真空泵或循环水泵)(图 3-1),甲醇和水可以用水系滤膜;当流动相中有乙腈、四氢呋喃等强溶剂时用有机滤膜。将过滤后的流动相在超声波清洗器中进行 15～20 分钟的脱气(待用),一般存放期不超过一个星期;流动相进入液相色谱泵时应经过 2 μm 的流动相过滤头过滤(一般仪器均有配置,可定期进行超声清洗或更换)(图 3-2)。

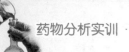

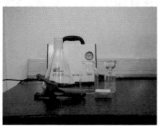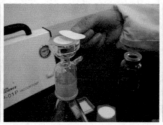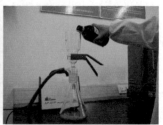

图3-1 抽滤装置及操作

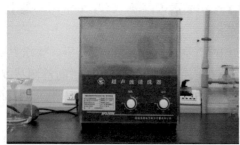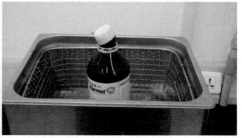

图3-2 超声脱气装置及操作

2. 仪器的准备工作 见图3-3。

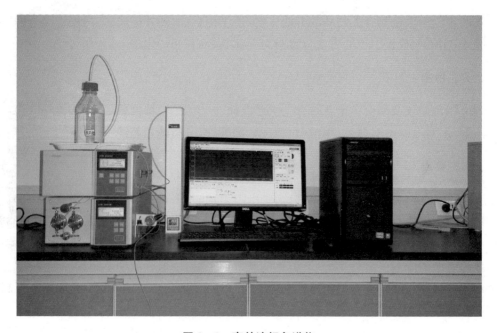

图3-3 高效液相色谱仪

（1）泵：①确保流动相的充足，一般应在所预计的消耗量之上加 150 ml，以保证仪器正常运行。②流动相要新鲜，一般情况下一次制得的纯水应在连续的 24 小时内用完，未用完应弃掉。

（2）溶剂管道：仪器开机前，更换流动相后，管路中会有一些气体，而这些气体会对柱、泵及检测器产生不同程度的影响，因此要求开机时每次都要对管路进行脱气（图 3-4）。

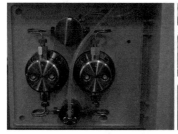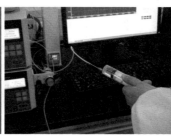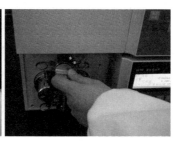

图 3-4　排除系统气泡（打开排气阀门→脱气→关闭排气阀门）

（3）手动进样器：当连续使用中需要更换样品类型或流动相黏度较大时，应每次进样完成后进行洗针（图 3-5）。

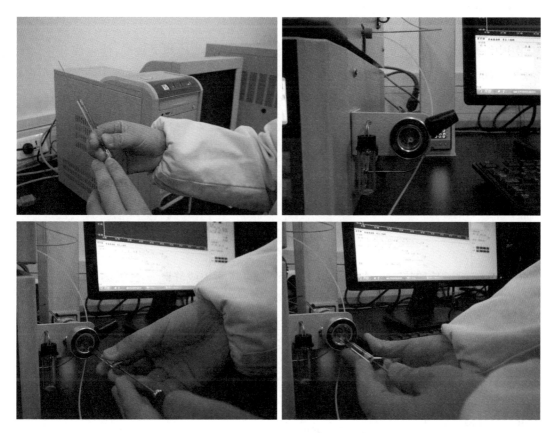

图 3-5　进样操作

（4）柱温箱：柱温箱应在打开电源且柱连接好后，及时设置为方法要求的温度。

（5）检测器：为减少灯能量浪费，检测器应在样品准备好完成后或基本完成时，且仪器系统按要求流动相及流速平衡至少30分钟以上后再打开，在完成自检20分钟以后方可开始样品的分析。

3. 标准溶液的配制　精密称取对氨基酚对照品适量，加流动相溶解并定量稀释制成每 1 ml 中含 2.5 μg 的溶液，用有机相滤膜（孔径：0.45 μm）滤过，作为对照品溶液。

4. 供试品溶液的配制　精密量取对乙酰氨基酚注射液适量，用流动相稀释制成每 1 ml 中含对乙酰氨基酚1.25 mg 的溶液，摇匀，用有机相滤膜（孔径：0.45 μm）滤过，作为供试品溶液。

5. 对照溶液的配制　精密量取供试品溶液 1 ml，置 100 ml 量瓶中，用流动相稀释至刻度，摇匀，用有机相滤膜（孔径：0.45 μm）滤过，作为对照溶液。

6. 色谱条件

色谱柱：十八烷基硅烷键合硅胶-C18 色谱柱；

流动相：0.05 mol/L 醋酸铵溶液-甲醇（85：15）；

检测波长：257 nm；

流速：1.0 ml/min；

柱温：30℃。

7. 样品的测定　取对照溶液 10 μl 注入液相色谱仪，调节检测灵敏度，使主成分色谱峰的峰高约为满量程的 10%；再精密量取供试品溶液、对照溶液和对照品溶液各 10 μl，分别注入液相色谱仪，记录色谱图至主成分峰保留时间的 2 倍。按外标法以峰面积计算对氨基酚含量。

8. 实训结束　按操作流程冲洗色谱柱，关闭仪器，整理打扫实训台。

四、实训结果

1. 记录对氨基酚对照品溶液、对乙酰氨基酚样品溶液的色谱图和峰面积。

2. 外标法计算对氨基酚的含量

$$对氨基酚含量\% = \frac{A_供 \times c_对 \times D}{A_对 \times c_{标示量}} \times 100\%$$

式中，$A_供$：供试品的峰面积或峰高；$A_对$：对照品的峰面积或峰高；$c_供$：供试品的量；$c_对$：对照品的量；D：稀释倍数；$c_{标示量}$：供试品的标示浓度（规格）。

3. 实训结论：《中国药典》（2010 年版）检查对乙酰氨基酚注射液中有关物质要求：供试品溶液的色谱图中如有与对氨基酚保留时间一致的色谱峰，按外标法以峰面积计算，含对氨基酚不得过标示量的 0.1%；其他各杂质峰面积的和不得大于对照溶液的主峰面积。

判断本实训对乙酰氨基酚注射液有关物质检查是否合格。

五、注意事项

1. 不同的色谱仪器在操作指令上会有所不同，以仪器的操作规程为准。

2. 气泡对于测定结果影响较大,应充分排除系统、流动相及样品溶液中的气泡。

3. 实训结束后,要充分地冲洗色谱仪的管道和色谱柱。

 思考题

1. 高效液相色谱仪的基本组成有哪几部分?

2. 高效液相色谱法检查有关物质与含量测定方法有何区别?

对乙酰氨基酚注射液有关物质检查考核评价标准

测试项目	技能要求	分值	得分
实训准备	着装整洁,卫生习惯好 实训内容、相关知识,正确选择所需的材料及设备,正确洗涤	5	
实训操作	配制流动相、过滤、脱气	10	
	配制对照品溶液、供试品溶液、对照溶液	10	
	按照步骤分别打开仪器开关	5	
	排除系统气泡	10	
	设置各项参数	10	
	进样操作	10	
	进样结束后冲洗色谱柱及进样阀	10	
	依次关闭仪器开关	5	
实训记录	正确、及时记录实训的现象、数据	10	
清场	按要求清洁仪器设备、实训台,摆放好所用药品	5	
实训报告	实训报告工整,项目齐全,计算正确,结论准确,并能针对结果进行分析讨论	10	
合计		100	

知识拓展

高效液相色谱仪操作规程

1. 检查仪器后依次开启显示器、计算机、柱温箱、检测器、输液泵的电源开关。

2. 检测器需要预热半个小时,按"▲"、"▼"键设定检测波长(也可在色谱工作站中设定检测波长)。

3. 旋转排空阀180°打开阀门,使用注射器排除主管道的气泡,排气至管道中无气泡后,关闭排空阀。

4. 按动柱温箱上的"▲"、"▼"键设定柱温箱内的温度。

5. 在计算机上打开色谱工作站软件。

6. 在工作站中点击"泵启动"按钮,开启输液泵,观察恒流泵的管道压力是否平稳、正常(0～30 MPa)。

7. 点击色谱工作站主界面上的"数据采集参数设置"按钮,设置实训参数和实训方法;再点击软件主界面工具条上的"进入实时采样"按钮,即可进入实时控制及采样画面。

8. 使用微量注射器进样,进样后系统自动开始记录色谱图。

9. 色谱图采集数据完毕后,系统会自动结束采集并保存图谱,实训操作人员处理图谱数据并打印实训图谱或报告。

10. 实训完毕后,清洗进样器、进样阀,冲洗管道,并依次关闭检测器、输液泵、柱温箱、计算机、显示器的电源开关。罩上防尘罩。

实训四　异烟肼中游离肼的检查

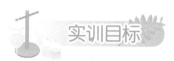

实训目标

1. 掌握薄层色谱法检查杂质的基本操作。
2. 熟悉薄层色谱法检查杂质的原理及方法。
3. 掌握异烟肼中游离肼的测定方法和原理。

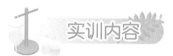

实训内容

一、实训相关知识

薄层色谱法是将供试品溶液点样于薄层板上,经展开、检视后所得的色谱图与适宜的对照物按同法所得的色谱图作对比,用于药品的鉴别或杂质检查的方法。

1. **薄层板制备**　自制薄层板除另有规定外,玻璃板要求光滑、平整,洗净后不附水珠,晾干。最常用的固定相有硅胶 G、硅胶 GF254、硅胶 H 和硅胶 HF254,其次有硅藻土、硅藻土 G、氧化铝、氧化铝 G、微晶纤维素、微晶纤维素 F254 等。其颗粒大小,一般要求粒径为 $5 \sim 40~\mu m$。薄层涂布,一般可分为无黏合剂和含黏合剂两种。前者是将固定相直接涂布于玻璃板上,后者是在固定相中加入一定量的黏合剂,一般常用 $10\% \sim 15\%$ 煅石膏($CaSO_4 \cdot 2H_2O$ 在 140℃加热 4 小时),混匀后加水适量使用,或用羧甲基纤维素钠水溶液($0.2\% \sim 0.5\%$)适量调成糊状,均匀涂布于玻璃板上。使用涂布器涂布应能使固定相在玻璃板上涂成一层符合厚度要求的均匀薄层。商品薄层板分普通薄层板和高效薄层板,如硅胶薄层板、硅胶 GF254 薄层板、聚酰胺薄膜和铝基片薄层板等。高效薄层板的粒径一般为 $5 \sim 7~\mu m$。自制薄层板除另有规定外,将 1 份固定相和 3 份水在研钵中按同一方向研磨混合,去除表面的气泡后,倒入涂布器中,在玻璃板上平稳地移动涂布器进行涂布(厚度为 0.2~0.3 mm),取下涂好薄层的玻璃板,置水平台上于室温下晾干后,在 110℃活化 30 分钟,即置有干燥剂的干燥箱中备用。使用前检查其均匀度(可通过透射光和反射光检视)。商品薄层板临用前一般应在 110℃活化 30 分钟。聚酰胺薄膜不需活化。铝基片薄层板可根据需要剪裁,但须注意剪裁后的薄层板底边的硅胶层不得有破损。如在贮放期间被空气中杂质污染,使用前可用适宜的溶剂在展开容器中上行展开预洗,110℃活化后,放干燥器中备用。

2. 点样 除另有规定外,用点样器点样于薄层板上,一般为圆点,点样基线距底边 2.0 cm,样点直径为 2～4 mm(高效薄层板为 1～2 mm),点间距离可视斑点扩散情况以不影响检出为宜,一般为 1.0～2.0 cm(高效薄层板可不小于 5 mm)。点样时必须注意勿损伤薄层板表面。

3. 展开 展开缸如需预先用展开剂饱和,可在缸中加入足够量的展开剂,必要时在壁上贴两条与缸一样高的宽滤纸条,一端浸入展开剂中,密封顶盖,使系统平衡或按各品种项下的规定操作。将点好供试品的薄层板放入展开缸中,浸入展开剂的深度为距薄层板底边 0.5～1.0 cm(切勿将样点浸入展开剂中),密封顶盖,待展开至适宜的展距(如:20 cm 的薄层板,展距一般为 10～15 cm,高效薄层板展距一般为 5 cm 左右),取出薄层板,晾干,按各品种项下的规定检测。展开可以单向展开,即向一个方向进行;也可以进行双向展开,即先向一个方向展开,取出,待展开剂完全挥发后,将薄层板转动 90°,再用原展开剂或另一种展开剂进行展开;亦可多次展开。

4. 显色与检视 荧光薄层板可用荧光猝灭法;普通薄层板,有色物质可直接检视,无色物质可用物理或化学方法检视。物理方法是检出斑点的荧光颜色及强度;化学方法一般用化学试剂显色后,立即覆盖同样大小的玻璃板,检视。

5. 系统适用性试验 按各品种项下要求对检测方法进行系统适用性试验,使斑点的检测灵敏度、比移值(R_f)和分离效能符合规定。

(1)灵敏度:检测灵敏度是指杂质检查时,供试品溶液中被测物质能被检出的最低量。一般采用对照溶液稀释若干倍的溶液与供试品溶液和对照溶液在规定的色谱条件下,在同一块薄层板上点样、展开、检视,前者应显示清晰的斑点。

(2)比移值(R_f):是指从基线至展开斑点中心的距离与从基线至展开剂前沿的距离的比值。鉴别时,可用供试品溶液主斑点与对照品溶液主斑点的比移值进行比较,或用比移值来说明主斑点或杂质斑点的位置。除另有规定外,比移值(R_f)应在 0.2～0.8 之间。

(3)分离效能:鉴别时,在对照品与结构相似药物的对照品制成混合对照溶液的色谱图中,应显示两个清晰分离的斑点。考察分离效能可采用下列溶液:将杂质对照品用供试品自身稀释对照溶液溶解制成混合对照溶液,也可将杂质对照品用待测组分的对照品溶液溶解制成混合对照溶液,或者采用供试品以适当的降解方法获得的溶液,上述溶液点样展开后的色谱图中,应显示清晰分离的斑点。

6. 测定法

(1)鉴别可采用与同浓度的对照品溶液,在同一块薄层板上点样、展开与检视,供试品溶液所显主斑点的颜色(或荧光)与位置(R_f)应与对照品溶液的主斑点一致,而且主斑点的大小与颜色的深浅也应大致相同。或采用供试品溶液与对照品溶液等体积混合,应显示单一、紧密的斑点。或选用与供试品化学结构相似的药物对照品与供试品溶液的主斑点比较,两者 R_f 应不同,或将上述两种溶液等体积混合,应显示两个清晰分离的斑点。

（2）杂质检查可采用杂质对照品法、供试品溶液的自身稀释对照法或杂质对照品法与供试品溶液自身稀释对照法并用。供试品溶液除主斑点外的其他斑点应与相应的杂质对照品溶液或系列浓度杂质对照品溶液的主斑点比较,或与供试品溶液的自身稀释对照溶液或系列浓度自身稀释对照溶液的主斑点比较,不得更深。通常应规定杂质的斑点数和单一杂质量,当采用系列自身稀释对照溶液时,也可规定估计的杂质总量。

异烟肼是一种不稳定的药物,其中的游离肼是由制备时原料引入,或在贮存过程中降解而产生。而肼又是一种诱变剂和致癌物质,因此国内外药典多数规定了异烟肼原料药及其制剂中游离肼的限量检查。《中国药典》对异烟肼原料和注射用异烟肼中游离肼的检查均采用薄层色谱法。

二、实训用物

1. 试剂　异烟肼、氨制硝酸银试液、硫酸肼对照品、异丙醇-丙酮(3∶2)、乙醇制对二甲氨基苯甲醛试液。

2. 仪器　移液管、微量注射器、干燥器、喷雾器、分析天平、硅胶 G 薄层板、层析缸、容量瓶。

三、实施要点

1. 结构与性质　本类药物母核吡啶环上的氮原子为碱性氮原子,吡啶环 γ 位上被酰肼取代,酰肼基具有较强的还原性,并可与某些含羰基的试剂发生缩合反应。

2. 测定法

（1）薄层板制备:取适量硅胶 G 粉于研钵中,加相当于硅胶 G 量的 2～3 倍的水,用力研磨 1～2 分钟,至成糊状后立即倒在薄层板中心线上,快速左右倾斜,使糊状物均匀地分布在整个板面上,厚度约为 0.25 mm,然后平放于平的桌面上干燥 15 分钟,再放入 100℃ 的烘箱内活化 2 小时,取出放入干燥器内保存备用(图 4-1)。

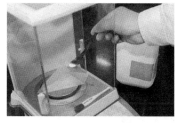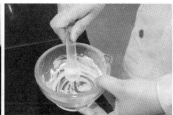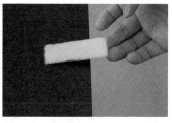

图 4-1　制备薄层板

（2）供试品溶液和对照品溶液制备:取本品,加水溶解并制成每 1 ml 中约含 50 mg 的溶液,作为供试品溶液。另取硫酸肼加水制成每 1 ml 中约含 0.2 mg(相当于游离肼 50 μg)的溶液,作为对照品溶液(图 4-2)。

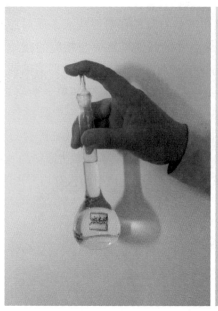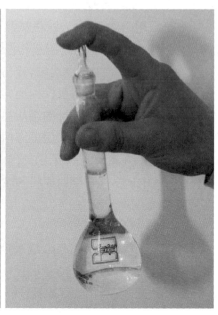

图 4-2 制备供试品溶液和对照品溶液

（3）点样：照薄层色谱法试验，吸取供试品溶液 10 μl 和对照溶液 2 μl，分别点于同一硅胶 G 薄层板上（图 4-3）。

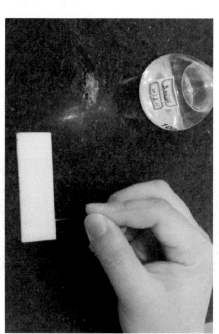

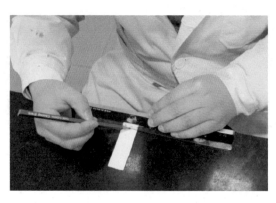

图 4-3 点样

（4）展开：以异丙醇-丙酮（3∶2）为展开剂，展开，晾干（图 4-4）。

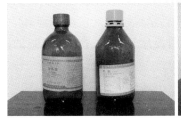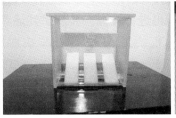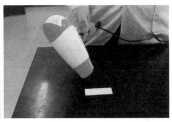

图 4-4　展开

（5）显色与比色：喷以乙醇制对二甲氨基苯甲醛试液，15 分钟后检视（图 4-5）。

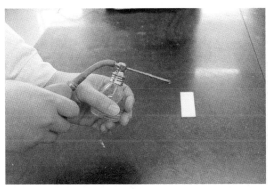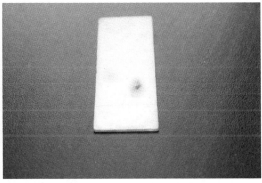

图 4-5　显色与比色

3. 实训结束，整理打扫实训台。

四、实训结果

1. 观察供试品溶液主斑点与对照品溶液主斑点的位置。

2. 实训结论　《中国药典》（2010 年版）规定，在供试品溶液主斑点前方与对照品溶液主斑点相应的位置上，不得显黄色斑点。

根据测定结果，判断实训药品异烟肼中游离肼是否符合标准。

五、注意事项

1. 做杂质限量检查时，点样量应准确，必须用微量注射器定量点样。点样时采用少量多次的点法，点于同一原点处，点样基线距底边 1.0～1.5 cm，两点间距离为 1.5～2.0 cm，点样直径为 2～4 μm，注意勿损伤薄层表面。

2. 采用倾斜上行法展开时，展开剂应浸入薄层板底边约 1.0 cm 深度。

3. 点样后，待溶剂挥发后再展开，展开剂或层析缸中应无水，否则水的存在将增加展开剂的极性而影响色谱效果。

4. 待展开剂挥发后再进行喷雾显色，否则显色效果将受展开剂的影响，喷雾时喷雾器的喷

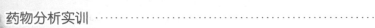

嘴要与薄层板保持一定距离,太近时,易有大滴显色剂喷在薄层板上而影响显色效果。为使斑点颜色易于观察,显色 15 分钟后,再进行检视。异烟肼经显色后呈棕橙色的清晰斑点,R_f 值约为 0.21,游离肼斑点呈鲜黄色,R_f 值约为 0.3。本法检出肼的灵敏度为 0.1 μg,控制的限量为 0.02%。

 思考题

1. 用薄层色谱法进行杂质检查时,需注意哪些问题?
2. 异烟肼中的游离肼是如何引入的? 为何要检查?

异烟肼中游离肼的检查考核评价标准

测试项目	技能要求	分值	得分
实训准备	着装整洁,卫生习惯好 实训内容、相关知识,正确选择所需的材料及设备,正确洗涤	10	
实训操作	配制试液	10	
	配制对照品溶液、供试品溶液	20	
	配制展开剂	10	
	点样	10	
	显色	10	
实训记录	正确、及时记录实训的现象、数据	10	
清场	按要求清洁仪器设备、实验台,摆放好所用药品	10	
实训报告	实训报告工整,项目齐全,结论准确,并能针对结果进行分析讨论	10	
合计		100	

实训五　葡萄糖注射液中 5-羟甲基糠醛的检查

实训目标

1. 掌握葡萄糖注射液中 5-羟甲基糠醛的检查方法。
2. 熟悉紫外分光光度计的使用方法。
3. 了解紫外分光光度计的基本原理。

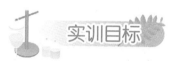

实训内容

一、实训相关知识

5-羟甲基糠醛是葡萄糖等单糖化合物在高温或弱酸等条件下脱水产生的醛类化合物,该类化合物易分解成乙酰丙酸和甲酸,或发生聚合反应,反应式如下:

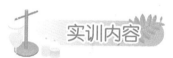

$$CH_3COCH_2CH_2COOH + HCOOH \longleftarrow$$

聚合物(有色物质)

5-羟甲基糠醛为葡萄糖注射液在放置及加热灭菌过程中的分解产物。由于 5-羟甲基糠醛损害人体横纹肌和内脏,在葡萄糖注射类制剂中应控制 5-羟甲基糠醛的限量。虽然 5-羟甲基糠醛本身无色,当灭菌温度超过 120℃、时间超过 30 分钟,则溶液开始变色,并随高温、长时间而加深。葡萄糖注射液颜色的深浅与产生 5-羟甲基糠醛的量成正比,因此 5-羟甲基糠醛的量可反映产品中葡萄糖的分解程度。

5-羟甲基糠醛的最大吸收波长为 284 nm,该波长处的干扰较少,故可用紫外法检测 5-羟甲基糠醛的含量,方法简单,结果可靠,可作为 5-羟甲基糠醛的优选方法。《中国药典》(2010 版)、英国药典、美国药典、日本药局方 14 版中的葡萄糖注射液,均采用此法。

二、实训用物

紫外分光光度计、移液管、100 ml 量瓶、5％葡萄糖注射液。

三、实施要点

1. 仪器的准备 见图 5-1。

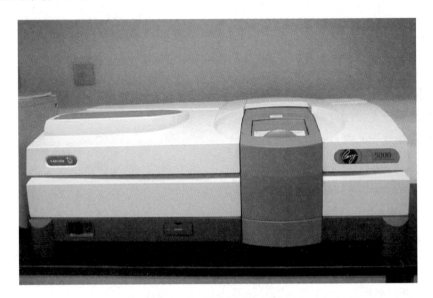

图 5-1 紫外分光光度计

2. 仪器的操作

(1) 打开仪器开关,仪器使用前应预热 30 分钟。

(2) 转动波长旋钮,观察波长显示窗,调整至需要的测量波长。

(3) 根据测量波长,拨动光源切换杆,手动切换光源。200～339 nm 使用氘灯,切换杆拨至紫外区;340～1 000 nm 使用卤钨灯,切换杆拨至可见区。

(4) 调 T 零:在透视比(T)模式,将遮光体放入样品架,合上样品室盖,拉动样品架拉杆使其进入光路。按"调 0％"键,屏幕上显示"000.0"或"-000.0"时,调 T 零完成。

(5) 调 100％T/0A:先用参比(空白)溶液荡洗比色皿 2～3 次,将参比(空白)溶液倒入比色皿,溶液量约为比色皿高度的 3/4,用擦镜纸将透光面擦拭干净,按一定的方向,将比色皿放入样品架。合上样品室盖,拉动样品架拉杆使其进入光路。按下"调 100％"键,屏幕上显示"BL"延时数秒便出现"100.0"(T 模式)或"000.0"、"-000.0"(A 模式)。调 100％T/0A 完成。

3. 溶液的配制　精密量取 5％葡萄糖注射液 20 ml，置 100 ml 容量瓶中，加水稀释至刻度，摇匀，作为待测溶液，备用。

4. 样品的测定　在吸光度（A）模式，参照步骤 2 再次调节 100％T/0A。用待测溶液荡洗比色皿 2～3 次，将待测溶液倒入比色皿，溶液量约为比色皿高度的 3/4，用擦镜纸将透光面擦拭干净，按一定的方向，将比色皿放入样品架。合上样品室盖，拉动样品架拉杆使其进入光路，读取测量数据，反复三次，取其平均值即可。

5. 测量完毕

（1）测量完毕后，清理样品室，将比色皿清洗干净，倒置晾干后收起。

（2）关闭电源，盖好防尘罩，结束试验。

6. 实训结束　按操作流程关闭仪器，整理打扫实训台。

四、实训结果

1. 记录 5-羟甲基糠醛的平均吸光度值。

2. 实训结论　《中国药典》（2010 年版）规定，葡萄糖注射液中含 5-羟甲基糠醛的吸光度不得大于 0.32。判断实训药品的含量是否合格。

五、注意事项

1. 为了防止光电管疲劳，不测定时必须将试样室盖打开，使光路切断，以延长光电管的使用寿命。

2. 取拿比色皿时，手指只能捏住比色皿的毛玻璃面，而不能碰比色皿的光学表面。

3. 比色皿应配对使用，不得混用。置入样品架时，石英比色皿上端的"Q"标记（或箭头）、玻璃比色皿上端的"G"标记方向应一致。

4. 比色皿不能用碱溶液或氧化性强的洗涤液洗涤，也不能用毛刷清洗。比色皿外壁附着的水或溶液应用擦镜纸或细而软的吸水纸吸干，不要擦拭，以免损伤它的光学表面。

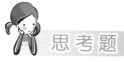
思考题

紫外分光光度计的工作原理是什么？

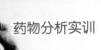

葡萄糖注射液中 5-羟甲基糠醛的检查考核评价标准

测试项目	技能要求	分值	得分
实训准备	着装整洁,卫生习惯好 实训内容、相关知识,正确选择所需的材料及设备,正确洗涤	5	
实训操作	仪器预热 30 分钟	10	
	波长的选择	10	
	光源切换杆的选择	5	
	调 100%T	10	
	调 0 A	10	
	溶液的配制	10	
	样品的测定	10	
	关闭仪器开关	5	
实训记录	正确、及时记录实训的现象、数据	10	
清场	按要求清洁仪器设备、实训台,摆放好所用药品	5	
实训报告	实训报告工整,项目齐全,结论准确,并能针对结果进行分析讨论	10	
合计		100	

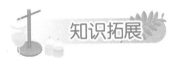

知识拓展

紫外分光光度计

分光光度计是杜包斯克(Duboscq)和奈斯勒(Nessler)等人在 1854 年将朗伯-比尔定律应用于定量分析化学领域,并且设计了第一台比色计。到 1918 年,美国国家标准局制成了第一台紫外可见分光光度计。此后,紫外可见分光光度计经不断改进,又出现自动记录、自动打印、数字显示、微机控制等各种类型的仪器,使光度法的灵敏度和准确度也不断提高,其应用范围也不断扩大。紫外可见分光光度法从问世以来,在应用方面有了很大的发展,尤其是在相关学科发展的基础上,分光光度计仪器不断创新,功能更加齐全,使得光度法的应用更拓宽了范围。目前,分光光度法已为工农业各个部门和科学研究的各个领域所广泛采用,成为人们从事生产和科研的有力测试手段。

1. 结构 一般地,紫外可见分光光度计主要由光源系统、单色器系统、样品室、检测系统组成(图 5－2)。光源发出的复合光通过单色器被分解成单色光,当单色光通过样品室时,一部分被样品吸收,其余未被吸收的光到达检测器,被转变为电信号,经电子电路的放大和数据处理后,通过显示系统给出测量结果。

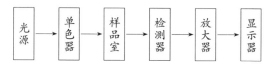

图 5－2　紫外分光光度计的结构

分光光度计的主要部件如下。

光源:发出所需波长范围内的连续光谱,有足够的光强度,稳定。可见光区:钨灯、碘钨灯(320～2 500 nm);紫外区:氢灯、氘灯(180～375 nm)。氙灯:紫外、可见光区均可用作光源。

单色器:将光源发出的连续光谱分解为单色光的装置。

棱镜:依据不同波长光通过棱镜时折射率不同。

光栅:在镀铝的玻璃表面刻有数量很大的等宽度等间距条痕(600 条/mm、1 200 条/mm、2 400 条/mm)。利用光通过光栅时发生衍射和干涉现象而分光。

吸收池:用于盛待测及参比溶液。可见光区:光学玻璃池;紫外区:石英池。

检测器:利用光电效应,将光能转换成电流讯号。

光电池,光电管,光电倍增管。

检流计(指示器):刻度显示或数字显示、自动扫描记录。

2. 原理　物质的吸收光谱本质上就是物质中的分子和原子吸收了入射光中的某些特定波长的光能量,相应地发生了分子振动能级跃迁和电子能级跃迁的结果。由于各种物质具有各自不同的分子、原子和不同的分子空间结构,其吸收光能量的情况也就不会相同。因此,每种物质就有其特有的、固定的吸收光谱曲线,可根据吸收光谱上的某些特征波长处的吸光度的高低判别或测定该物质的含量,这就是分光光度定性和定量分析的基础。分光光度分析就是根据物质的吸收光谱研究物质的成分、结构和物质间相互作用的有效手段。

紫外可见分光光度法的定量分析基础是朗伯-比尔(Lambert-Beer)定律,即物质在一定浓度的吸光度与它的吸收介质的厚度呈正比,其数学表示式如下:

$$A = abc$$

式中,A:吸光度;a:摩尔吸光系数;b:吸收介质的厚度;c:吸光物质的浓度。

3. 特点　分光光度法对于分析人员来说,可以说是最常用和有效的工具之一。几乎每一个分析实训室都离不开紫外可见分光光度计。分光光度法具有以下主要特点。

(1) 灵敏度高:由于新的显色剂的大量合成,并在应用研究方面取得了可喜的进展,使得对元素测定的灵敏度有所推进,特别是有关多元络合物和各种表面活性剂的应用研究,使许多元

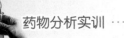
素的摩尔吸光系数由原来的几万提高到数十万。

（2）选择性好：目前已有些元素只要利用控制适当的显色条件就可直接进行光度法测定，如钴、铀、镍、铜、银、铁等元素的测定，已有比较满意的方法了。

（3）准确度高：对于一般的分光光度法，其浓度测量的相对误差在 $1\% \sim 3\%$ 范围内，如采用示差分光光度法进行测量，则误差可减少到百分之零点几。

（4）适用浓度范围广：可从常量（$1\% \sim 50\%$）（尤其使用示差法）到痕量（$10^{-8}\% \sim 10^{-6}\%$）（经预富集后）。

（5）分析成本低、操作简便、快速、应用广泛：由于各种各样的无机物和有机物在紫外可见区都有吸收，因此均可借此法加以测定。到目前为止，几乎化学元素周期表上的所有元素（除少数放射性元素和惰性元素之外）均可采用此法。在国际上发表的有关分析的论文总数中，光度法约占 28%。

实训六 硫酸阿托品中莨菪碱的检查

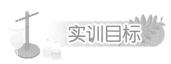

实训目标

1. 掌握旋光法对硫酸阿托品中莨菪碱的杂质检查原理、方法。
2. 熟悉使用自动旋光仪。

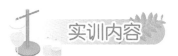

实训内容

一、实训相关知识

旋光仪的工作原理:硫酸阿托品为外消旋体,无旋光性,而所含杂质莨菪碱具有左旋性,所以可以通过控制供试液的旋光度大小来控制杂质的限量(图6-1)。

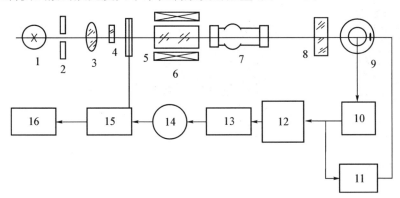

图6-1 旋光仪的工作原理

1. 光源 2. 小孔光栏 3. 物镜 4. 滤光片 5. 偏振镜 6. 磁旋线圈 7. 样品室

8. 偏振镜 9. 光电倍增管 10. 前置放大器 11. 自动高压 12. 选频放大器

13. 功率放大器 14. 伺服电机 15. 蜗轮蜗杆 16. 计数器

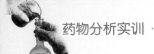
二、实训用物

自动旋光仪,旋光管,分析天平,烧杯,容量瓶,硫酸阿托品,滴定管。

三、实训要点

1. 仪器的准备工作　见图 6-2。

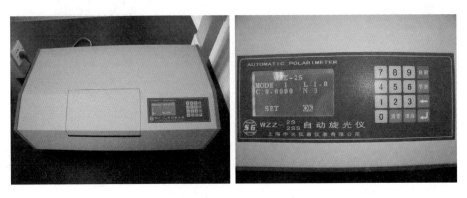

图 6-2　自动旋光仪

2. 供试液的配制　称取硫酸阿托品适量(制成每 1 ml 中含 50 mg 的溶液),置于 100 ml 容量瓶(图 6-3)。

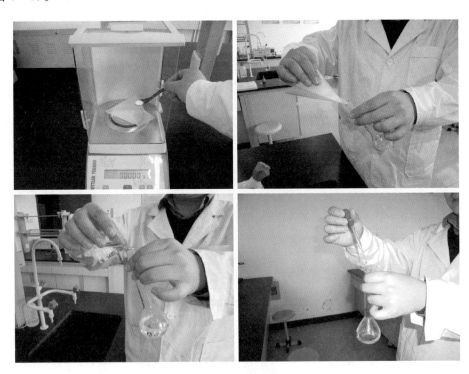

图 6-3　配制供试液

3. 调整零点(图 6-4)　将旋光管用蒸馏水冲洗数次,缓缓注满蒸馏水(注意勿使发生气泡),小心盖上玻璃片、橡胶垫和螺帽,旋紧旋光管两端螺帽时,不应用力过大以免产生应力,造成误差,然后以软布或擦镜纸揩干、擦净,认定方向将旋光管置于旋光计内,调整零点。

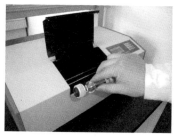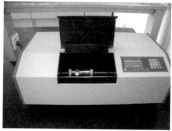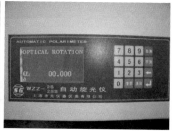

图 6-4　调整零点

4. 测定　将旋光管用供试液冲洗数次,按上述同样方式装入供试液并按同一方向置于旋光计内,同法读取旋光度 3 次,取其平均值即得供试液的旋光度。

四、实训结果

1. 数据记录

样品	1	2	3
α			
α 平均值			
标示量百分含量/%			

2. 结果计算

$$\bar{\alpha}=\frac{\alpha_1+\alpha_2+\alpha_3}{3}$$

式中,α_1、α_2、α_3:测得的旋光度。

3. 实训结论　《中国药典》(2010 年版)规定,5% 硫酸阿托品溶液的旋光度不得超过 -0.40,判断本药品是否符合规定。

五、注意事项

1. 钠光灯开启后至少 30 分钟后发光才能稳定,测定或读数时应在发光稳定后进行。

2. 测定时应调节温度至 $20℃±0.5℃$。

3. 供试液应不显浑浊或含有混悬的小粒,否则应预先过滤并弃去初滤液。

4. 测定结束后须将测定管洗净晾干,不许将盛有供试品的测试管长时间置于仪器样品室内；仪器不使用时样品室可放硅胶吸潮。

思考题

1. 测定药物的比旋度在药物分析上有何意义？
2. 影响旋光度测定的因素有哪些？

硫酸阿托品中莨菪碱的检查考核评价标准

测试项目	技能要求	分值	得分
实训准备	着装整洁,卫生习惯好 实训内容、相关知识,正确选择所需的材料及设备,正确洗涤	10	
实训操作	按照步骤分别打开仪器开关	10	
	分析天平的正确使用	10	
	配制供试品溶液	10	
	旋光管的正确使用	10	
	仪器操作界面的使用	10	
	依次关闭仪器开关和清洁仪器设备	10	
实训记录	正确、及时记录实训的现象、数据	10	
清场	按要求清洁仪器设备、实训台,摆放好所用药品	10	
实训报告	实训报告工整,项目齐全,结论准确,并能针对结果进行分析讨论	10	
合计		100	

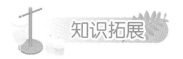 知识拓展

自动旋光仪操作规程

1. 将仪器电源插头插入 220 V 交流电源,并将接地脚可靠接地。

2. 打开电源开关,这时钠光灯应启亮,需经 5 分钟钠光灯预热,使之发光稳定。

3. 打开电源开关(若光源开关打开后,钠光灯熄灭,则再将光源开关上下重复打开 1 到 2 次,使钠光灯在直流下点亮为正常)。

4. 打开测量开关,这时数码管应有数字显示。

5. 将装有蒸馏水或其他空白溶剂的试管放入样品室,盖上箱盖,待示数稳定后,按清零按钮。试管中若有气泡,应先让气泡浮在凸颈处。通光面两端的雾状水滴应用软布揩干。试管螺帽不宜旋得过紧,以免产生应力,影响读数。试管安放时应注意标记的位置和方向。

6. 取出试管,将待测样品注入试管,按相同的位置和方向放入样品室内,盖好箱盖。仪器数显窗将显示出该样品的旋光度。

7. 逐次按下复测按钮,重复读几次数,取平均值作为样品的测定结果。

8. 如样品超过测量范围,仪器在±45°处来回振荡。此时,取出试管,打开箱盖,按箱内回零按钮,仪器即自动转回零位。

9. 仪器使用完毕后,应依次关闭测量开关、光源开关、电源开关。

10. 钠灯在直流供电系统出现故障不能使用时,仪器也可在钠灯交流供电的情况下测试,但仪器的性能可能略有降低。

11. 当放入小角度样品(小于 0.5°)时,示数可能变化,这时只要按复测按钮,就会出现新的数字。

实训七　10%葡萄糖注射液的含量测定

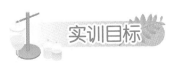

1. 掌握旋光法测定葡萄糖注射液含量的原理、方法及计算。
2. 学会使用自动旋光仪。

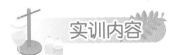

一、实训相关知识

旋光度(α)与溶液的浓度(c)和偏振光透过溶液的厚度(l)成正比。当偏振光通过厚 1 dm 且每 1 ml 中含有旋光性物质 1 g 的溶液,使用光线波长为钠光 D 线(589.3 nm),测定温度为 t℃时,测得的旋光度称为该物质的比旋度,以 $[\alpha]_D^t = \dfrac{100 \times \alpha}{l \times c}$ 表示。一定条件下的旋光度是旋光性物质的特性常数。

葡萄糖分子结构中有多个不对称碳原子,具有旋光性,为右旋体,测定葡萄糖的比旋度,可以鉴别药物,也可以反映药物的纯杂程度。

2.085 2 的由来:+52.75 为无水葡萄糖的比旋度,按下式计算无水葡萄糖的浓度:

$$无水葡萄糖浓度(c) = \frac{100 \cdot \alpha}{[\alpha]_D^t \cdot l}$$

如果换算成一水葡萄糖浓度(c')时,则应为:

$$c' = c \times \frac{198.17(一水葡萄糖的相对分子质量)}{180.16(无水葡萄糖的相对分子质量)} = \alpha \times \frac{100}{52.75 \times 1} \times \frac{198.17}{180.16} = \alpha \times 2.085\ 2$$

所以,测定葡萄糖溶液的旋光度可以求得其含量。

二、实训用物

自动旋光仪,旋光管,移液管,容量瓶,烧杯,洗耳球,胶头滴管,擦镜纸,10%葡萄糖注射液,氨试液(取浓氨溶液 4 ml,加水使成 10 ml)等。

三、实施要点

1. 仪器的准备工作　见图 7-1。

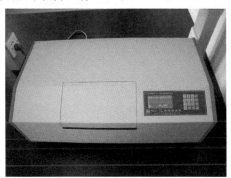
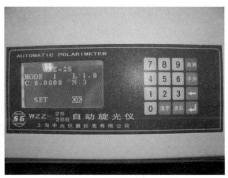

图 7-1　自动旋光仪

2. 供试液的配制　精密量取葡萄糖注射液适量(制成每 1 ml 中含葡萄糖 10 g 的溶液),置于 100 ml 容量瓶,加氨试液 0.2 ml(10%或 10%以下规格的本品可直接取样测定),用水稀释至刻度,摇匀,静置 10 分钟,即得供试液(图 7-2)。

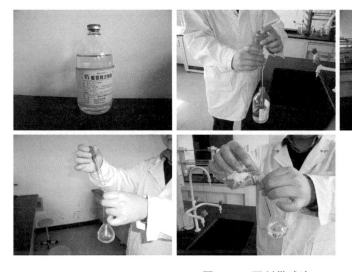

图 7-2　配制供试液

3. 调整零点(图 7-3)　将旋光管用蒸馏水冲洗数次,缓缓注满蒸馏水(注意勿使发生气泡),小心盖上玻璃片、橡胶垫和螺帽,旋紧旋光管两端螺帽时,不应用力过大以免产生应力,造成

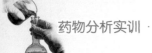

误差,然后以软布或擦镜纸揩干、擦净,认定方向将旋光管置于旋光计内,调整零点(图7-2)。

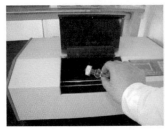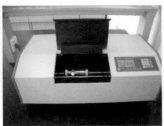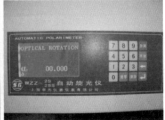

图7-3 调整零点

4. 测定 将旋光管用供试液冲洗数次,按上述同样方式装入供试液并按同一方向置于旋光计内,同法读取旋光度3次,取其平均值与2.085 2相乘,即得供试液的旋光度。根据供试液的旋光度,求得葡萄糖注射液中 $C_6H_{12}O_6 \cdot H_2O$ 的含量。

四、实训结果

1. 数据记录

葡萄糖	1	2	3
α			
α 平均值			
标示量百分含量/%			

2. 结果计算

$$\bar{\alpha} = \frac{\alpha_1 + \alpha_2 + \alpha_3}{3}$$

$$标示量百分含量\% = \frac{\bar{\alpha} \times 2.085\ 2}{c \times L} \times 100\%$$

式中,α_1、α_2、α_3:测得的旋光度;2.085 2:常数;C:每 100 ml 溶液中含葡萄糖的重量(g);L:旋光管的长度(dm)。

3. 实训结论 《中国药典》(2010 年版)规定,本品含葡萄糖应为标示量 95.0%~105.0%。判断实训药品是否符合规定。

五、注意事项

1. 钠光灯开启后至少 30 分钟后发光才能稳定,测定或读数时应在发光稳定后进行。

2. 测定时应调节温度至 20℃±0.5℃。

3. 供试液应不显浑浊或含有混悬的小粒,否则应预先过滤并弃去初滤液。

4. 测定结束后须将测定管洗净晾干,不许将盛有供试品的测试管长时间置于仪器样品室内;仪器不使用时样品室可放硅胶吸潮。

思考题

1. 旋光仪的基本组成有哪几部分?
2. 葡萄糖含量测定还有哪些方法?

10%葡萄糖注射液的含量测定考核评价标准

测试项目	技能要求	分值	得分
实训准备	着装整洁,卫生习惯好 实训内容、相关知识,正确选择所需的材料及设备,正确洗涤	10	
实训操作	按照步骤分别打开仪器开关	10	
	配制供试品溶液	10	
	旋光管的正确使用	10	
	仪器操作界面的使用	10	
	旋光管在旋光仪的放置位置和方向	10	
	依次关闭仪器开关和清洁仪器设备	10	
实训记录	正确、及时记录实训的现象、数据	10	
清场	按要求清洁仪器设备、实训台,摆放好所用药品	10	
实训报告	实训报告工整,项目齐全,结论准确,并能针对结果进行分析讨论	10	
合计		100	

实训八 盐酸普鲁卡因胺注射液的含量测定

实训目标

1. 掌握亚硝酸钠滴定法的原理及方法。
2. 掌握永停滴定仪的原理及操作。

实训内容

一、实训相关知识

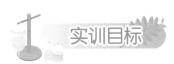

盐酸普鲁卡因胺

酸性溶液中芳伯氨基药物与 $NaNO_2$ 定量反应,生成重氮化合物:

$$Ar-NH_2+NaNO_2+2HCl\longrightarrow Ar-N_2^+Cl^-+NaCl+2H_2O$$

含潜在芳伯氨基药物,先经水解得到芳伯氨基,再测定:

$$Ar-NHCOR+H_2O\xrightarrow{H^+}Ar-NH_2+RCOOH$$

$$Ar-NO_2+Zn\xrightarrow{H^+}Ar-NH_2$$

盐酸普鲁卡因胺分子结构中具有芳伯氨基,在酸性条件下可与亚硝酸钠定量反应生成重氮化合物,可采用永停滴定法指示终点。永停滴定法采用两个相同的铂电极,当在两个电极间加一低电压(约 50 mV)时,并串联一个微电流计,电极浸在被滴定液中,若电极在溶液中极化,终点前,线路上无电流或仅有很小的电流流过微电流计,指针指向零,电流计指针不发生偏转或偏转后即回复到初始位置。但当到达滴定终点时,滴定液略有过剩,使电极去极化发生氧化还原反应,线路中有电流通过,电流计指针突然偏转并不再回复,即为滴定终点(图 8-1)。

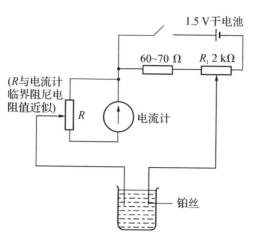

图 8-1　永停滴定仪原理图

二、实训用物

自动永停滴定仪(图 8-2)、206 型电导电极、移液管、100 ml 烧杯、50 ml 量筒、电子天平、滴定管等。

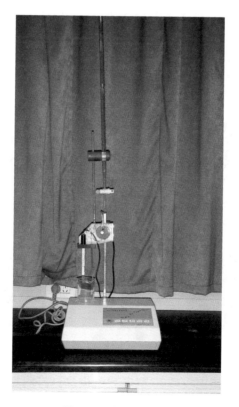

图 8-2　永停滴定仪

三、实施要点

1. **仪器的准备工作** 安装好永停滴定仪,并做好使用前的检查,赶除气泡,调整滴速(图 8-3)。

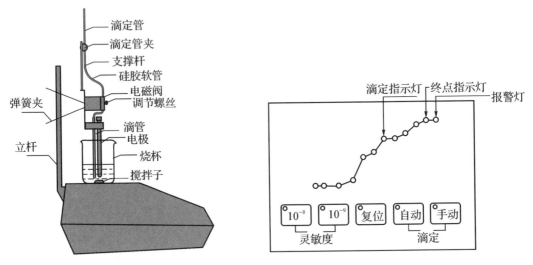

图 8-3 ZYT-1自动永停滴定仪及控制面板示意图

2. **样品的测定** 精密量取本品 5.0 ml,置小烧杯中,加水 40 ml 与盐酸溶液(1→2)10 ml,迅速煮沸,立即冷却至室温,按照永停滴定法(见附录部分),置磁力搅拌器上,打开搅拌开关,搅拌使其溶解,安装铂电极(图 8-4)。

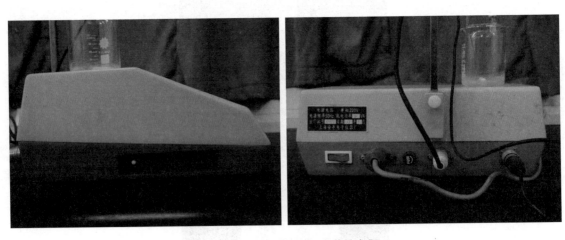

图 8-4 打开搅拌开关,安装铂电极

再加溴化钾 2 g,插入铂-铂电极(206 型电导电极)后,将滴定管尖端插入液面下约 2/3 处(图 8-5)。

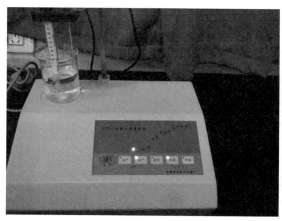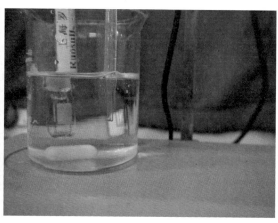

图 8-5　安装铂电极,滴定管尖端插入液面以下 2/3 处

在 20~30℃,用亚硝酸钠滴定液(0.1 mol/L)迅速滴定,随滴随搅拌,至近终点时将滴定管尖端提出液面,用少量水淋洗尖端,继续缓缓滴定,至仪器红色终点指示灯点亮,即为滴定终点(图 8-6),记录消耗亚硝酸钠滴定液的体积。《中国药典》(2010 年版)规定,每 1 ml 亚硝酸钠滴定液(0.1 mol/L)相当于 27.18 mg 的盐酸普鲁卡因胺($C_{13}H_{21}N_3O \cdot HCl$)。

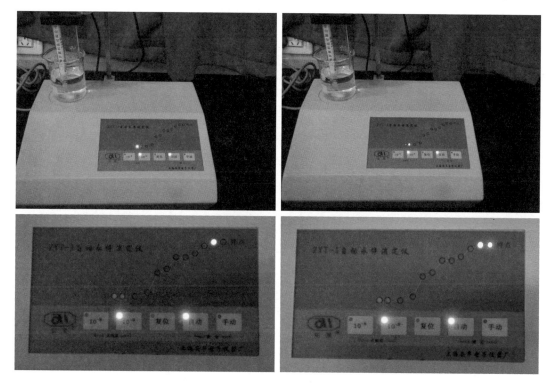

图 8-6　滴定过程显示面板

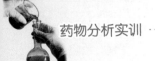
四、实训结果

1. 记录原始数据

药品名称：_____；药品规格(标示量：g/ml)：_____；

取样量：_____ml；滴定液浓度(mol/ml)：_____；

盐酸亚硝酸钠滴定液的初始体积 V_0(ml)：_____；

盐酸亚硝酸钠滴定液的终点体积 $V_{\text{末}}$(ml)：_____；

盐酸亚硝酸钠滴定液的消耗体积 $V_{\text{耗}}$(ml)：_____。

2. 计算结果

盐酸普鲁卡因胺注射液的标示量百分含量：$c_{\text{标}}\% = \dfrac{V \times T \times F}{5 \times 1\,000 \times \text{标示量}} \times 100\%$

$$T = 27.18 \text{ mg}$$

$$F = \dfrac{\text{滴定液的实际浓度}}{\text{滴定液的规定浓度}}$$

3. 实训结论 《中国药典》(2010 年版)规定，本品的合格注射液含盐酸普鲁卡因胺($C_{13}H_{21}N_3O \cdot HCl$)应为标示量的 $95.0\% \sim 105.0\%$。

五、注意事项

1. 滴定管的尖端插入液面下约 2/3 处。

2. 铂电极在使用前可用加有少量三氯化铁的硝酸或铬酸液浸洗活化。

3. 滴定时电磁搅拌的速度不宜过快，以不产生空气漩涡为宜。

4. 加入适量溴化钾加快重氮化反应速度：

$$HNO_2 + HBr \longrightarrow NOBr + H_2O$$

$$HNO_2 + HCl \longrightarrow NOCl + H_2O$$

5. 可加过量盐酸加速反应：

$$Ar-N_2^+Cl^- + H_2O \longrightarrow Ar-OH + N_2 \uparrow + HCl$$

 思考题

1. 亚硝酸钠滴定法的基本原理是什么？

2. 影响重氮化反应速度的因素有哪些？

3. 永停滴定法与电位滴定法指示终点的原理有何不同?

盐酸普鲁卡因胺注射液的含量测定考核评价标准

测试项目	技能要求	分值	得分
实训准备	着装整洁,卫生习惯好	5	
	实训内容、相关知识,正确选择所需的材料及设备	5	
	仪器开机准备	10	
实训操作	安装滴定管、电极	10	
	去除气泡	10	
	调整滴速	10	
	配制供试液	10	
	滴定操作	10	
实训记录	正确、及时记录实训的现象、数据	10	
清场	按要求清洁仪器设备、实训台,摆放好所用药品	10	
实训报告	实训报告工整,项目齐全,结论准确,并能针对结果进行分析讨论	10	
合计		100	

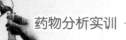

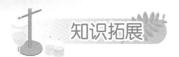

ZYT－1自动永停滴定仪操作规程

一、安装仪器

1. 将盛装好滴定液并排出气泡的滴定管固定在支撑杆的滴定管夹上,把乳胶管套在滴定管的尖端。

2. 接通电源,打开仪器开关,预热仪器一段时间。

二、仪器安装后、开始使用前的检查。

1. 开启电源开关,按"手动"、"自动"键后,则黄色指示灯亮,听到电磁阀"嘀哒"动作声音,有滴定液流出。

2. 按"自动"键后,调节电磁阀上的螺丝旋钮松紧度,使滴定液的流速控制在慢滴时液滴以每秒1～2滴的速度滴下,快滴时液滴成直线。

3. 检查搅拌装置,观察是否运转正常。

三、赶气泡

1. 按"自动"键,使滴定液快速流出,排除滴定管尖端和乳胶管中的小气泡。

2. 打开搅拌仪的旋钮,调节到中等转速,搅拌待测液。

3. 安装活化的"206型电极",将"206型电极"夹在电极夹上,把滴定管下降到待测液的液面以下2/3处。

注意:电极活化不宜过长,过长会影响分析;使电极的铂片与烧杯的水流方向一致;电极应处于溶液漩涡下游的位置,便于滴定液迅速分散均匀。

四、滴定操作

1. 按下仪器"灵敏度10^{-9}",调节仪器灵敏度。

2. 读取滴定液初始读数后,按"自动"键开始滴定,待红色指示灯亮起(红色指示灯亮起后1分30秒左右仪器会有蜂鸣声响)。

3. 滴定完成后,按"复位"键,终止滴定,并读取记录滴定液的末读数。

4. 实验完毕,关闭电源,取出"206型电极"洗净。放入仪器盒子中,清洗滴定管,罩上防尘罩。

注:后组测定样品时就不需要每次调节滴速、灵敏度等仪器参数。

实训九 安乃近片的含量测定

实训目标

1. 掌握碘量法测定安乃近片的操作技能及有关计算。
2. 熟悉安乃近片的含量测定原理。
3. 了解片剂分析的基本操作步骤。

实训内容

一、实训相关知识

安乃近分子中 4 位上的 N-甲基具有还原性,可被碘氧化生成硫酸盐。反应式如下:

《中国药典》(2010 年版)采用碘量法测定安乃近片的含量。

二、实训用物

实训药品:安乃近片 10 片,乙醇,盐酸溶液(0.01 mol/L),碘滴定液(0.1 mol/L)。
实训仪器:酸碱滴定管,分析天平。

三、实施要点

1. 取本品 10 片,精密称定,研细,精密称取适量(约相当于安乃近 0.3 g),加乙醇与 0.01 mol/L 盐酸溶液各 10 ml,使安乃近片溶解。

2. 准备好酸碱滴定管,并装好碘滴定液(图 9 - 1)。

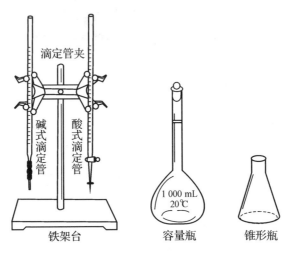

图 9 - 1 酸碱滴定管

3. 立即用碘滴定液(0.1 mol/L)滴定(控制滴定速度在每分钟 3～5 ml)(图 9 - 2),至溶液所显的浅黄色(或带紫色)在 30 秒钟内不褪色,即完成滴定(图 9 - 3)。每毫升的碘滴定液(0.1 mol/L)相当于 17.57 mg 的 $C_{13}H_{16}N_3NaO_4S \cdot H_2O$。

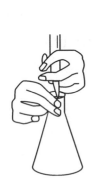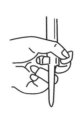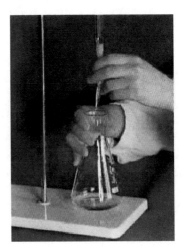

图 9 - 2 酸碱滴定管的使用方法

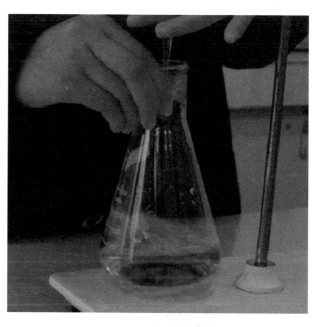

图 9 - 3　滴定终点溶液所显示的颜色

四、实训结果

1. 记录实训数据。

2. 结果计算

$$标示量\% = \frac{(V - V_0) \times T \times F \times 10^{-3} \times \overline{W}}{m \times s} \times 100\%$$

式中,V:供试品消耗滴定液的体积(ml);V_0:空白实验消耗滴定液的体积(ml);T:滴定度(mg/ml);F:滴定液浓度校正因数;m:供试品取样量(g);$\overline{W}$:平均片重(g);s:片剂的标示量(g)。

五、注意事项

1. 本品含安乃近($C_{13}H_{16}N_3NaO_4S \cdot H_2O$)应为标示量的 95.0%～105.0%。

2. I_2 具有挥发性,取后应立即盖好瓶塞。

3. 注意节约碘液,润洗滴定管或未滴定完的碘液倒入回收瓶中。

思考题

1. 加乙醇的作用是什么?

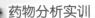

2. 为何要控制滴定的速度为每分钟3～5 ml?

安乃近片的含量测定考核评价标准

测试项目	技能要求	分值	得分
实训准备	着装整洁,卫生习惯好 实训内容、相关知识,正确选择所需的材料及设备,正确洗涤	5	
实训操作	精密称定	5	
	研细	5	
	准确量取乙醇与0.01 mol/L盐酸溶液各10 ml	10	
	使安乃近溶解	5	
	立即用碘滴定液(0.1 mol/L)滴定,控制滴定速度在每分钟3～5 ml	25	
	立即盖好碘瓶塞	5	
	淌洗滴定管或未滴定完的碘液倒入回收瓶	10	
	溶液颜色变化判断	5	
实训记录	正确、及时记录实训的现象、数据	10	
清场	按要求清洁仪器设备、实训台,摆放好所用药品	5	
实训报告	实训报告工整,项目齐全,结论准确,并能针对结果进行分析讨论	10	
合计		100	

实训十 维生素 B₁ 片的含量测定

 实训目标

1. 掌握紫外分光光度计的操作方法。
2. 掌握吸收系数法的定量分析方法。
3. 掌握含量测定、标示量的百分含量及稀释度等计算方法。

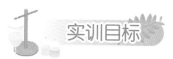 实训内容

一、实训相关知识

维生素 B₁ 又称硫胺素或抗神经炎素,是由嘧啶环和噻唑环结合而成的一种 B 族维生素(图 10 - 1)。目前所用的维生素 B₁ 都是化学合成的产品。在体内,维生素 B₁ 以辅酶形式参与糖的分解代谢,有保护神经系统的作用,还能促进肠胃蠕动,增加食欲。

$$\left[\begin{array}{c} H_3C \cdots N \cdots NH_2 \quad S \cdots CH_2CH_2OH \\ N \cdots CH_2 \cdots N^+ \cdots CH_3 \end{array} \right] \cdot Cl^- \cdot HCl$$

图 10 - 1 维生素 B₁ 的结构式

维生素 B₁ 的水溶液在 246 nm 波长处有最大吸收,干扰因素少,药典规定以 246 nm 处吸收峰的比吸光系数 $E_{1\,cm}^{1\%}$ 值(421)为测定实际含量的依据(图 10 - 2)。

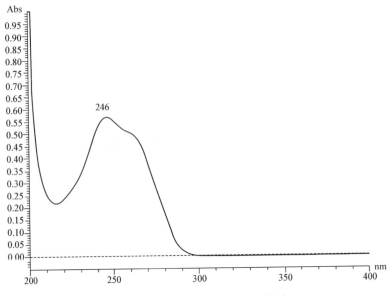

图 10-2　维生素 B₁ 的波长扫描图

维生素 B₁ 片的含量测定方法参见《中国药典》(2010 版):取本品 10 片,精密称定,研细,精密称取适量(约相当于维生素 25 mg),置 100 ml 量瓶中,加盐酸溶液(9→1 000)约 70 ml,振摇 15 分钟使维生素 B₁ 溶解,用上述溶剂稀释至刻度,摇匀,用干燥滤纸滤过,精密量取续滤液 5 ml 置另一 100 ml 量瓶中,再加上述溶剂稀释至刻度,摇匀,照紫外-可见分光光度法(附录ⅣA),在 246 nm 的波长处测定吸光度,按 $C_{12}H_{17}ClN_4OS \cdot HCl$ 为 421 计算,即得。

二、实训用物

UV-1100 型紫外-可见分光光度计(图 10-3)、石英比色皿、1.0 ml 吸量管、10 ml 容量瓶、吸水纸、擦镜纸、吸耳球、胶头滴管、洗瓶和维生素 B₁ 片。

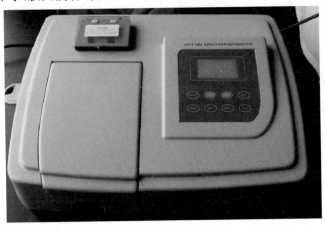

图 10-3　UV-1100 型紫外-可见分光光度计

三、实施要点

1. 仪器的准备工作

（1）检查仪器样品室（图 10－4），不得有其他物品存在以免挡光，关闭样品室上盖。

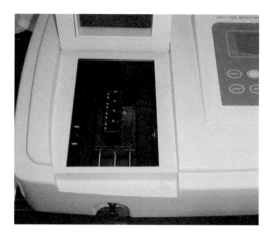

图 10－4　UV－1100 型紫外-可见分光光度计的样品室

（2）开启 UV－1100 紫外可见光度计的电源开关，等待仪器自检完成，并预热仪器（图 10－5）。

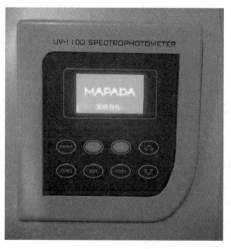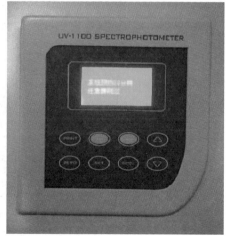

图 10－5　仪器自检过程

（3）在待机界面按"0"按键进入光度测量模式（图 10－6）。

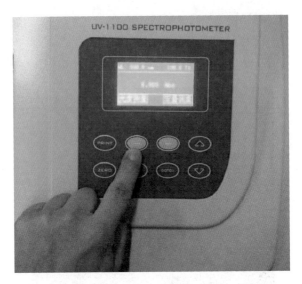

图 10 - 6　进入光度测量模式

（4）在光度测量界面下按"GOTO λ"按键，进入设定波长模式，按"▲"、"▼"键（图 10 - 7）设定测量波长至 246 nm，确认。

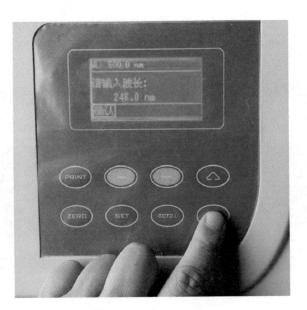

图 10 - 7　设定测量波长

（5）按"ZERO"按键校准 100T％（0 Abs）（图 10 - 8）。

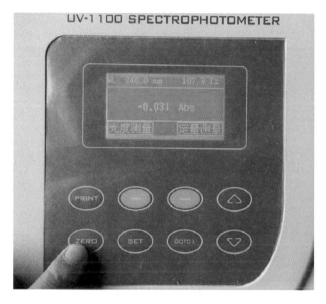

图 10 - 8 按"ZERO"调零

2. **比色皿的校核** 将两只石英比色皿编号标记,装入蒸馏水,在 361 nm 处比较两只比色皿的透光率。以透光率最大的比色皿为 100％透光,测定另一只比色皿的透光率,换算成吸光度作为它的校正值。测定溶液时,以那只透光率最大的比色皿作空白,另一只比色皿装待测溶液,测定的吸光度减去其校正值（图 10 - 9）。

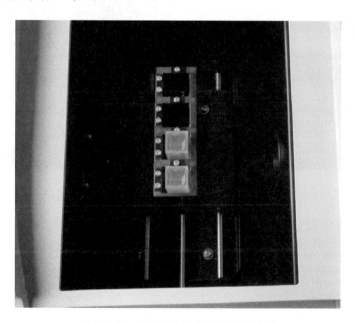

图 10 - 9 校核两支比色皿的吸光度值

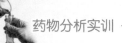

3. 维生素 B₁ 供试液的配制

（1）取本品 10 片，精密称取重量（图 10-10），至研钵中研细（图 10-11）。

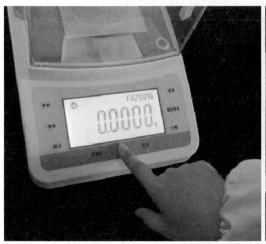
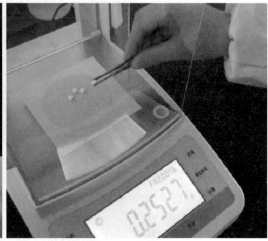

图 10-10 精密称取片重

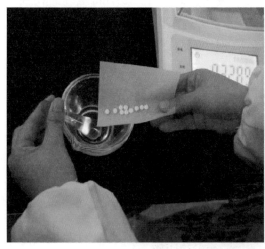
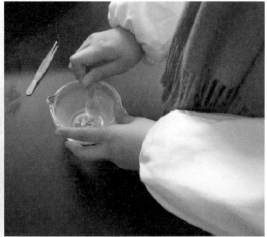

图 10-11 研细样品至细粉

（2）精密称取适量（约相当于维生素 B₁ 25 mg），置小烧杯中加盐酸溶液（9→1 000）约 70 ml，使维生素 B₁ 溶解，转移溶液至 100 ml 量瓶中（图 10-12），定容。

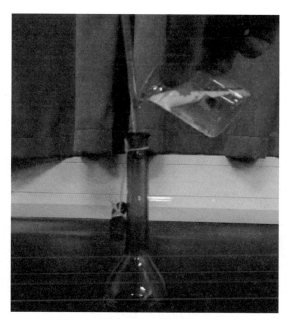

图 10－12　溶解药粉后转移至容量瓶中

（3）用干燥滤纸滤过药液　见图 10－13。

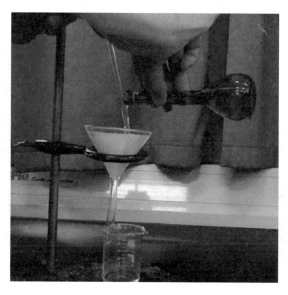

图 10－13　滤过药液

（4）精密量取续滤液 3 ml，置于另一 50 ml 量瓶中，再加盐酸溶液（9→1 000）稀释至刻度，摇匀（图 10-14）。

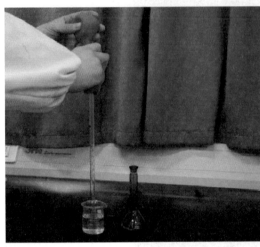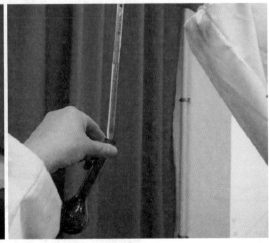

图 10-14　稀释药液

4. 装液　用盛装液润洗比色皿后，将空白溶剂（蒸馏水）与供试品（图 10-15）分别盛于 1 cm 厚的比色皿中，用擦镜纸擦干，分别放在 UV-1100 型紫外-可见分光光度计样品室的比色皿架上（图 10-16），关闭样品室的盖子。

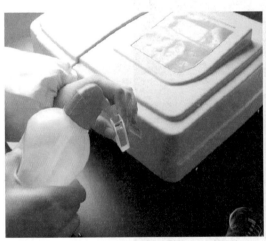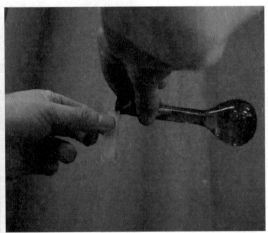

图 10-15　将空白溶剂与供试品装入比色皿中

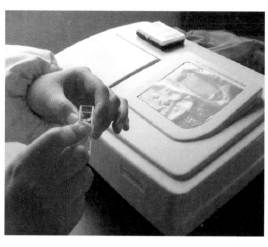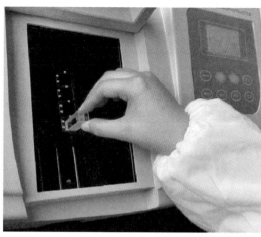

图 10－16 擦干比色皿后装入比色皿架上

5. 测定吸光度 按照 UV－1100 型紫外-可见分光光度计操作规程（见附录）进行操作，测定供试品的吸光度值，并记录数据（图 10－17）。

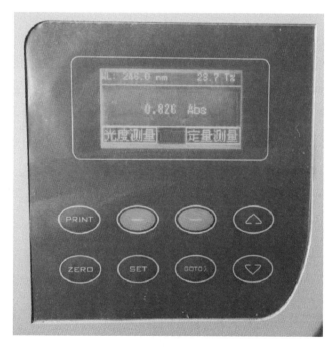

图 10－17 测量样品吸光度值

6. 实训结束 实训完毕，关闭光度计，整理实训台和实训仪器，填写仪器使用记录。

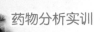

四、实训结果

1. 记录实训数据

药品名称：_____；药品规格：_____；

仪器型号：_____；使用溶剂：_____；

测定波长：_____；吸光度值：_____。

2. 吸光系数法计算浓度

$$维生素 B_1 标示量\% = \frac{A \times D \times \overline{m}}{E_{1\,cm}^{1\%} \times 100 \times m \times 标示量} \times 100\%$$

式中，A：吸光度均值；D：稀释倍数；$\overline{m}$：平均片重；m：取样量；$E_{1\,cm}^{1\%}$：吸收系数，取值 421 (100 ml/g·cm)。

3. 实训结论 《中国药典》(2010 年版)规定，维生素 B_1 片的含量应为标示量的 90.0%～110.0%。

判断实训药品是否合格。

五、注意事项

1. 维生素 B_1 片剂有不同的规格(5 mg/片、10 mg/片)，稀释倍数根据实际含量来确定。

2. UV-1100 型紫外-可见分光光度计操作简单，应正确使用并注意维护。

3. 维生素 B_1 的紫外吸收峰随溶液 pH 的变化而不同，因此要严格控制溶液的 pH。

 思考题

1. 维生素 B_1 片剂吸光度法的计算标示量值的方法是什么？

2. UV-1100 型紫外-可见分光光度计操作的注意事项有哪些？

维生素 B₁ 片的含量测定考核评价标准

测试项目	技能要求	分值	得分
实训准备	着装整洁,卫生习惯好	5	
	实训内容、相关知识,正确选择所需的材料及设备	5	
	仪器开机准备	10	
实训操作	精密称取 10 片维生素 B₁ 总重量	10	
	配制样品溶液(研细、溶解、过滤、定容、稀释)	15	
	比色皿的装液(手持方法、润洗、擦拭)	5	
	空白液和待测液比色皿在样品室内的摆放位置	5	
	设置测量波长为 246 nm	5	
	设置仪器参数、调零	5	
	测量吸光度数据	5	
实训记录	正确、及时记录实训的现象、数据	10	
清场	按要求清洁仪器设备、实训台,摆放好所用药品	10	
实训报告	实训报告工整,项目齐全,结论准确,并能针对结果进行分析讨论	10	
合计		100	

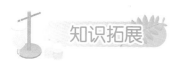

UV－1100 紫外-可见分光光度计操作规程

1. 检查仪器样品室,不得有其他物品存在,以免挡光,关闭样品室上盖。

2. 开启 UV－1100 紫外可见光度计的电源开关,等待仪器自检完成,并预热仪器。

3. 在待机界面按"0"按键进入光度测量模式。

4. 在光度测量界面下按"GOTO λ"按键进入设定波长模式,按"▲"、"▼"键设定测量波长。

5. 按"ZERO"按键校准 100T%(0 Abs)。

6. 将空白液及待测液分别倒入比色皿 3/4 处,用擦镜纸擦清外壁,放入样品室内,使空白管对准光路,盖上样品室的盖子。

7. 拉动比色皿架的拉杆,使相应的比色皿进入测量光路,记录显示屏上的数据。

8. 实训完毕,取出比色皿并清洗干净,放入比色皿盒中,关闭仪器的电源开关,罩上防尘罩。

实训十一 三点校正法测定维生素 A 的含量

实训目标

1. 掌握紫外-可见分光光度计的使用方法。
2. 掌握三点校正法测定维生素 A 含量的基本原理。
3. 熟悉软胶囊制剂分析的基本操作。

实训内容

一、实训相关知识

维生素 A 的结构为具有一个共轭多烯醇侧链的环己烷,性质不稳定,易被空气中氧或氧化剂氧化,易被紫外光裂解,并且其对酸不稳定。其醋酸酯比维生素 A 稳定,临床使用一般将本品或棕榈酸酯溶于植物油中应用。《中国药典》收载的维生素 A 指人工合成的维生素 A_1 醋酸酯结晶加上精制植物油制成的油溶液。

维生素 A 与氯仿、乙醚、环己烷或石油醚能任意混合,在乙醇中微溶,在水中不溶。

维生素 A 原料药中常混有多种杂质,包括其异构体、氧化降解产物(维生素 A_2、维生素 A_3、环氧化物、维生素 A 醛、维生素 A 酸等)、合成中间体、反应副产物等,这些杂质在维生素 A 的最大吸收波长附近也有吸收,干扰维生素 A 的测定。为消除杂质干扰,《中国药典》采用三点校正法测定维生素 A 含量。

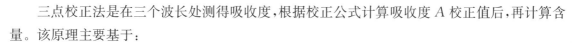

三点校正法是在三个波长处测得吸收度,根据校正公式计算吸收度 A 校正值后,再计算含量。该原理主要基于:

(1) 杂质的无关吸收在 310～340 nm 的波长范围内几乎呈一条直线,且随波长的增长吸收度下降。

(2) 物质对光吸收呈加和性的原理,即:$A_{样品}＝A_{维生素A}＋A_{相关物质}$。

二、实训用物

760CRT 型双光束紫外-可见分光光度计、石英比色皿、擦镜纸、小烧杯、容量瓶(50.0 ml)、注射器、直滴管、维生素 A 软胶囊或维生素 AD 软胶囊、环己烷(分析纯)等。

三、实施要点

1. 仪器的准备工作

(1) 检查仪器样品室(图 11-1),除比色皿外,不得有其他物品存在,以免挡光。

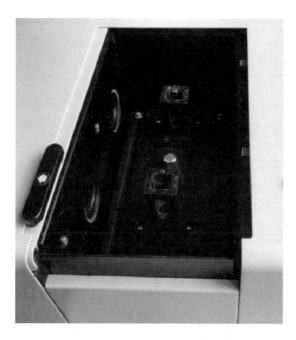

图 11-1　760CRT 型光度计样品室

（2）依次开启显示器、光度计和计算机的电源开关（图 11－2）。

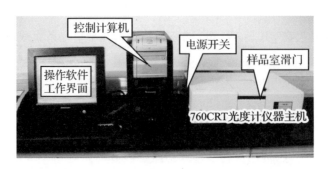

图 11－2　760CRT 型紫外-可见分光光度计系统

（3）在计算机上双击"760CRT 型双光束紫外可见分光光度计"应用程序图标（图 11－3），打开光度计应用程序；选择"联机操作"（图 11－4），仪器开始自检（图 11－5），等待仪器自检完成（图 11－6）。

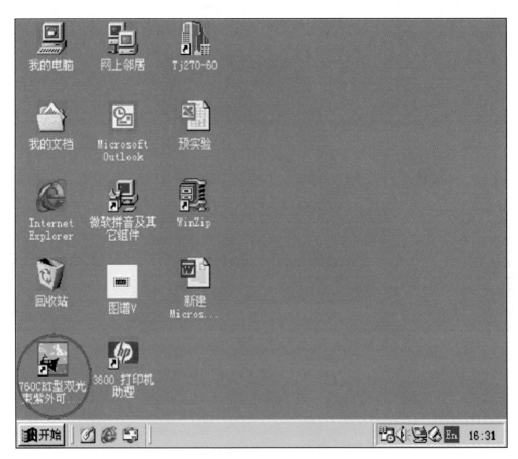

图 11－3　760CRT 应用程序图标

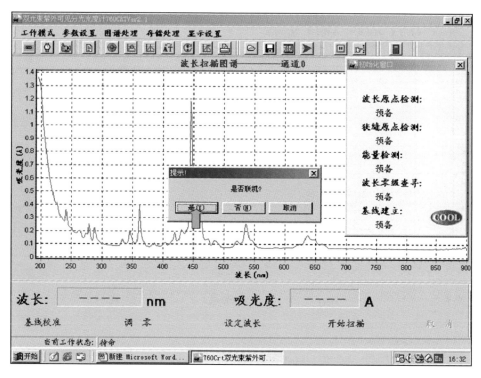

图 11-4 选择"联机操作"

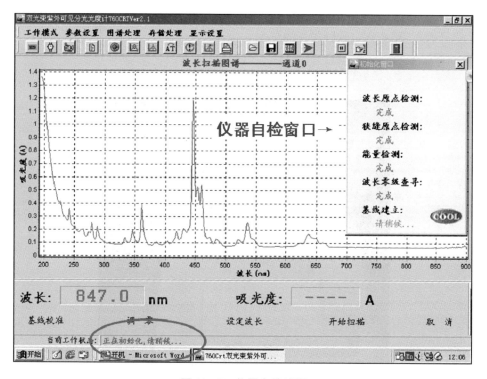

图 11-5 仪器自检过程

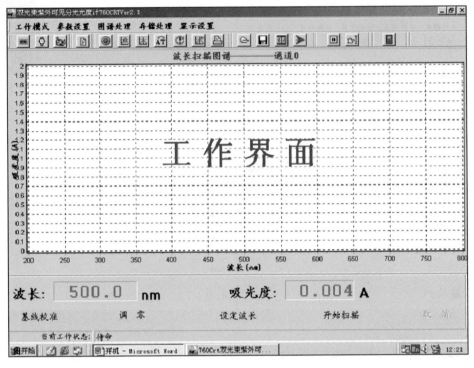

图 11 - 6　仪器自检完成，进入待机页面

2. 测定内容物平均重量　精密称定 20 粒软胶囊总重量(图 11 - 7)，破壳取内容物，用乙醚洗净软胶囊壳，干燥后，精密称定软胶囊壳的总壳重(图 11 - 8)，计算得到每丸内容物的平均装量。

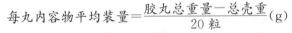

$$每丸内容物平均装量 = \frac{胶丸总重量 - 总壳重}{20\ 粒}(g)$$

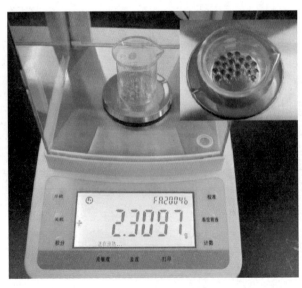

图 11 - 7　精密称定软胶囊总重量

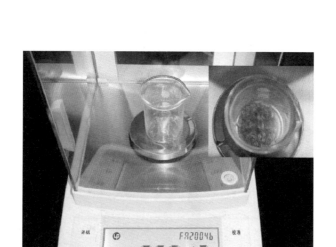

图 11‐8　精密称定胶囊壳的总重量

3. 制备供试液　用洁净的注射器吸取软胶囊内容物(图 11‐9),精密称取内容物约 0.005 0 g
(药典规定维生素 A 供试液的浓度为 9～15 单位/ml 范围内)于 50 ml 容量瓶(图 11‐10),加环己烷
定容至 50 ml。

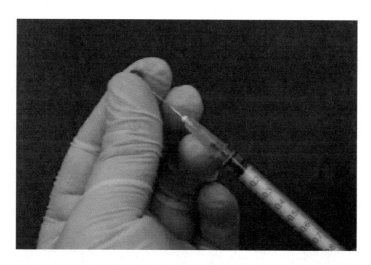

图 11‐9　吸取软胶囊内容物

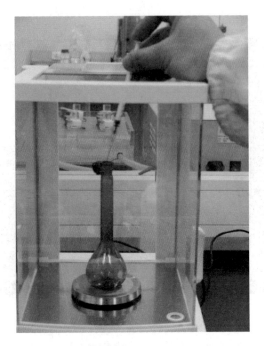

图 11‐10　精密称取软胶囊内容物于容量瓶内

4. 测定吸光度 A

（1）将空白液及待测液分别倒入比色皿 3/4 处（图 11‐11），用擦镜纸擦干净比色皿外壁，放入样品室内（图 11‐12），使空白管对准光路，盖上暗箱盖。

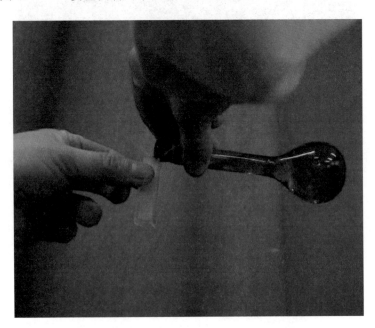

图 11‐11　将空白液及待测液分别倒入比色皿

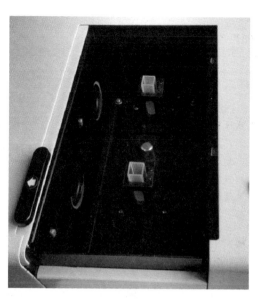

图 11 - 12　将空白液及待测液比色皿放入 760CRT 样品室

（2）点击"工作模式"，选择实训所需的操作模式"多波长测量模式"（图 11 - 13）。

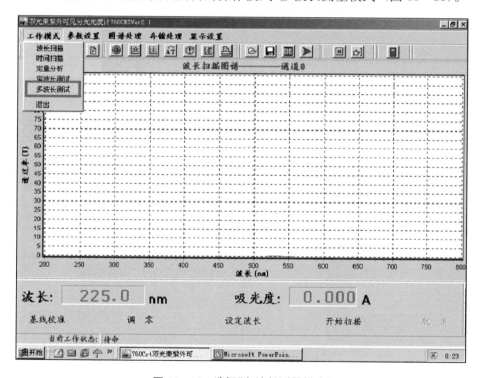

图 11 - 13　选择"多波长测量模式"

（3）点击"参数设置"按钮，打开"参数设置选项卡"（图 11 - 14），设置试验参数。（一般选用仪器默认参数，不做调整）

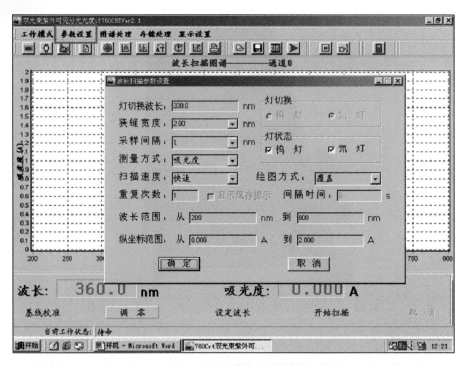

图 11-14 设置试验参数(以默认参数为例)

(4)输入实训测量波长:300 nm、316 nm、328 nm、340 nm、360 nm 五个波长(图 11-15)。

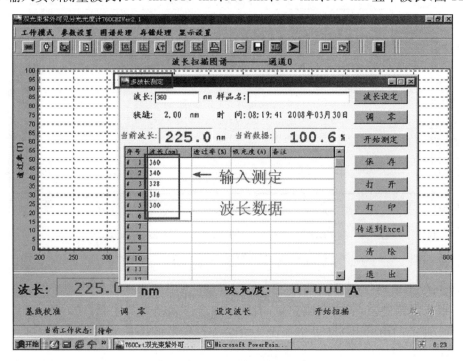

图 11-15 输入测量波长数据

（5）点击"开始测量"，检测样品在上述五个波长下的吸光度值，记录吸光度数据（图 11 - 16）。

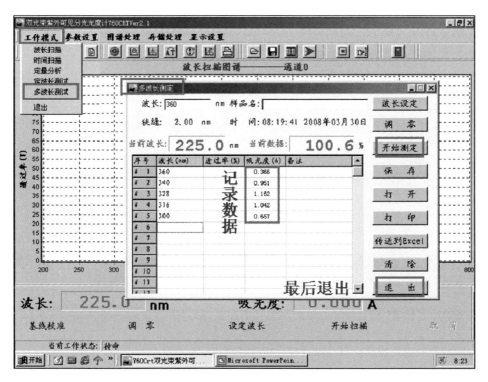

图 11 - 16　测量样品的吸光度值

5. 记录测量的数据，并计算出维生素 A 的含量。

6. 实训结束，关闭光度计，填写仪器使用记录，清洗比色皿，清理实训台面，结束实训。

四、实训结果

1. 记录原始数据

药品名称：_____ ;药品规格：_____ ;

软胶囊总重量：_____ ;软胶囊壳总重量：_____ ;

软胶囊平均内容物重量 $\overline{m}$ = _____ ;

取样量 m_s = _____ 。

序号	波长/nm	吸光度 A	A_1/A_3 比值	药典规定值	两者的差值
1	360.00			0.299	
2	340.00			0.811	
3	328.00			1.000	
4	316.00			0.907	
5	300.00			0.555	

2. 计算结果数据

吸收系数 $E_{1\,cm}^{1\%}$ = _____；

效价（IU/g）= _____ IU；

维生素 A 占标示量的百分含量 = _____ ％。

注意：写出计算的过程：

① 吸收系数 $E_{1\,cm}^{1\%} = \dfrac{A}{cl}$，其中 $c = \dfrac{m_s}{50} \times 100\%$。

A 值的选择规则如下：

如果差值不超过 ±0.02，并且 5 个比值的差值均在此范围内，则可以直接用测定得到的 A_{328} 来计算；如果其中有 1 个或几个比值的差值超过 ±0.02，就需要用校正公式校正得到 $A_{328(校正)}$，经判断后代入计算。

$$校正公式：A_{328(校正)} = 3.52(2A_{328} - A_{316} - A_{340})$$

根据 $\dfrac{A_{328(校正)} - A_{328(测)}}{A_{328(测)}} \times 100\%$ 的情况来判断 $A_{328(校正)}$ 与 A_{328} 的吸收度的偏差。吸光度 A 值的选择规则：

若 $\dfrac{A_{328(校正)} - A_{328(测)}}{A_{328(测)}} \times 100\%$ 的值不超过 ±3.0％，则不用校正吸收度，仍以未经校正的 A_{328} 求得 $E_{1\,cm}^{1\%}$。

若 $\dfrac{A_{328(校正)} - A_{328(测)}}{A_{328(测)}} \times 100\%$ 的值在 −15％～−3％之间，则以 $A_{328(校正)}$ 求得 $E_{1\,cm}^{1\%}$。

若 $\dfrac{A_{328(校正)} - A_{328(测)}}{A_{328(测)}} \times 100\%$ 的值小于 −15％或大于 +3％，则不能用本法测定，而应用第二法（皂化法）测定含量。

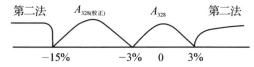

② 供试品效价（IU/g）= $E_{1\,cm}^{1\%} \times 1\,900$。

③ 维生素 A 占标示量的百分含量：

$$c_{标示量}\% = \frac{维生素 A 效价（IU/g）\times 每粒内容物平均装量（g/粒）}{维生素 A 标示量（IU/g）} \times 100\%$$

3. 实训结论　《中国药典》（2010 年版）规定，每一粒软胶囊含维生素 A 应为标示量的 90.0％～120.0％。

判断实训药品的含量是否合格。

五、注意事项

1. 维生素 A 见光易氧化变质,操作需避光快速操作。

2. 所用容量瓶、注射器必须干燥洁净。

3. 实训严格避免水分的干扰,严禁用水洗涤容量瓶和比色皿等仪器。

4. 环己烷溶剂中可能含有苯等有吸光性的杂质,实训要求空白溶剂(环己烷)的吸光度小于等于 $0.03A$。

5. 维生素 A 醋酸酯的吸收度校正公式是用直线方程式法(即代数法)推导而来;维生素 A 醇的吸收度校正公式是用相似三角形法(几何法或称 6/7 定位法)推导而来。

6. 国际单位(IU):维生素 A 的含量用生物效价即国际单位(IU/g)来表示。

维生素 A 的国际单位规定如下:

$$1 \text{ IU} = 0.344 \ \mu g \text{ 维生素 A 醋酸酯}$$

$$1 \text{ IU} = 0.300 \ \mu g \text{ 维生素 A 醇}$$

每克维生素 A 醋酸酯相当的国际单位数为:

$$1 \times 10^6 / (0.344 \ \mu g/IU) = 2 \ 907 \ 000 \text{ IU}$$

每克维生素 A 醇相当的国际单位数为:

$$1 \times 10^6 / (0.300 \ \mu g/IU) = 3 \ 330 \ 000 \text{ IU}$$

换算因子的计算:

$$\text{换算因子} = (IU/g) / E_{1 \text{cm}}^{1\%}$$

$$\text{换算因子}_{(\text{维生素A醋酸酯})} = 2 \ 907 \ 000 / 1 \ 530 = 1 \ 900$$

$$\text{换算因子}_{(\text{维生素A醇})} = 3 \ 330 \ 000 / 1 \ 820 = 1 \ 830$$

 思考题

1. 三点校正法的基本原理是什么?

2. 计算时,A 值的取值对实训最终结果有什么样的影响?

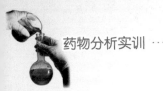
维生素 A 软胶囊含量测定考核评价标准

测试项目	技能要求	分值	得分
实训准备	着装整洁,卫生习惯好	5	
	实训内容、相关知识,正确选择所需的材料及设备	5	
	仪器开机准备	5	
实训操作	精密称定 20 粒软胶囊总重量	5	
	精密称定软胶囊壳总重量	5	
	计算软胶囊内容物的平均重量	5	
	精密称取内容物约 0.005 0 g 于 50 ml 容量瓶	5	
	加环己烷定容至 50 ml,摇匀	5	
	比色皿的使用、擦拭	10	
	空白液和待测液比色皿在样品室内的摆放位置	5	
	选择实训所需的操作模式"多波长测量模式"	5	
	设置实训参数、测量波长	5	
	测量吸光度数据	5	
实训记录	正确、及时记录实训的现象、数据	10	
清场	按要求清洁仪器设备、实训台,摆放好所用药品	10	
实训报告	实训报告工整,项目齐全,结论准确,并能针对结果进行分析讨论	10	
合计		100	

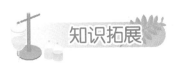
知识拓展

760CRT 型双光束紫外可见光分光光度计操作规程

1. 检查仪器样品室,除比色皿外不得有其他物品存在,以免挡光。

2. 依次开启显示器、光度计和计算机的电源开关。

3. 在计算机上点击 760CRT 应用程序,等待仪器自检完成。

4. 将空白液及待测液分别倒入比色皿 3/4 处,用擦镜纸擦清外壁,放入样品室内,使空白管对准光路,盖上暗箱盖。

5. 点击"调零"按键调零,点击"基线校准"校准基线。

6. 点击"工作模式"选择实训所需的操作模式(如:定量分析模式、波长扫描模式等)。

7. 点击"参数设定",在对话框中输入实训参数(如:狭缝宽度、采样间隔、测量方式、扫描速度、重复次数、波长范围等重要数据)。

8. 点击"开始扫描"开始实训测定,待仪器显示实训数据后,记录实训数据和图形。

9. 实训完毕,依次关闭计算机、光度计、显示器的电源开关。

10. 取出比色皿并清洗干净,放入比色皿盒中,罩上防尘罩。

实训十二 阿司匹林片的含量测定

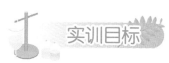

1. 掌握外标法测定药物含量的方法。
2. 熟悉高效液相色谱仪的使用方法。
3. 了解高效液相色谱法分离有机化合物的基本原理及操作条件。

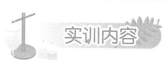

一、实训相关知识

阿司匹林（乙酰水杨酸）为常用的解热抗炎药，并被广泛用于防治心脑血管病。由于乙酰水杨酸很容易降解为水杨酸，导致阿司匹林制剂中的水杨酸含量高于原料药。高效液相色谱法可以很好地分离乙酰水杨酸和水杨酸，乙酰水杨酸和水杨酸的含量可以用外标法进行定量测定。

二、实训用物

高效液相色谱仪及配套色谱工作站、过滤装置、研钵、电子天平、100 ml 容量瓶、量筒，阿司匹林片、甲醇（色谱纯）、乙腈（色谱纯）、四氢呋喃（分析纯）、冰醋酸（分析纯）、超纯水。

三、实施要点

1. 处理流动相、仪器的准备工作（同实训三）
2. 色谱工作站参数设定

（1）单击电脑桌面液相色谱工作站，软件启动后请等候片刻，等软件系统完成初始化后，氘灯开关状态由"关"→"开"，表示软件初始化完成，等候操作（图 12 - 1）。

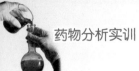

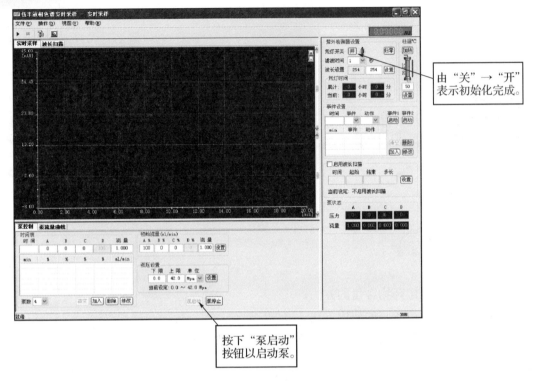

图 12 - 1 开机初始化过程

(2) 单击 工具条按钮,进入数据采集参数设置对话框,输入采集的自动停止时间、各项屏显参数、数据采集的文件名称、采集文件自动保存路径(图 12 - 2)。

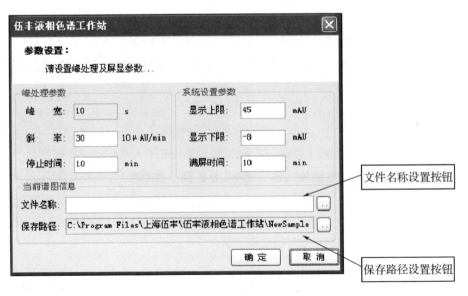

图 12 - 2 参数设置

（3）设置泵初始流量及压力范围：在设置框内输入 0～9.999 范围的流量，输入后按"设置"按钮，然后选择压力单位并分别输入压力上/下限，输入后按"设置"按钮。点击"泵启动"或"泵停止"按钮（图 12-3）。

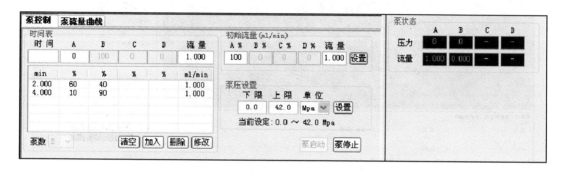

图 12-3　泵流量设置

（4）设置紫外检测器：见图 12-4。

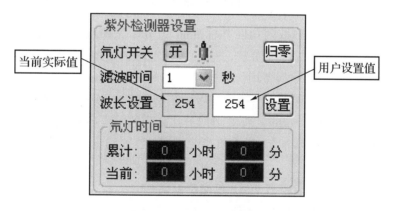

图 12-4　设置测定波长

（5）采样：点击主画面工具条上的"进入实时采样"按钮或选择"文件"菜单下的"实时采样"即可进入实时控制及采样画面（图 12-5）。

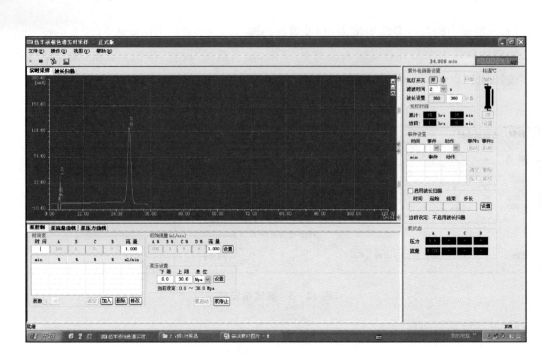

图 12-5 采样过程

3. 对照品溶液的配制　称取阿司匹林标准品 10 mg,精密称定,置于 100 ml 量瓶中,加 1% 冰醋酸的甲醇水溶液强烈振摇使溶解,并用 1% 冰醋酸的甲醇水溶液稀释至刻度,摇匀,用有机相滤膜(孔径:0.45 μm)滤过,备用。

4. 供试品溶液的配制　取阿司匹林片 20 片,精密称定,充分研细,精密称取细粉适量(约相当于阿司匹林 10 mg),置 100 ml 量瓶中,加 1% 冰醋酸的甲醇溶液强烈振摇使溶解,并用 1% 冰醋酸的甲醇溶液稀释至刻度,摇匀,用有机相滤膜(孔径:0.45 μm)滤过,备用。

5. 色谱条件

色谱柱:十八烷基硅烷键合硅胶-C18 色谱柱;

流动相:乙腈-四氢呋喃-冰醋酸-水(20∶5∶5∶70);

流速:1.0 ml/min;

检测波长:276 nm;

柱温:30℃。

6. 样品的测定　分别精密量取阿司匹林对照品、供试品溶液各 10 μl,注入液相色谱仪,记录色谱图,色谱工作站会保存并处理所得的色谱数据。按外标法以峰面积计算,即得。

7. 实训结束　按操作流程冲洗色谱柱,关闭仪器,整理打扫实训台。

四、实训结果

1. 记录阿司匹林标准品和样品的色谱图和峰面积

2. 阿司匹林片含量的计算

$$阿司匹林片的百分含量\% = \frac{A_供 \times c_对 \times 100 \times m_总/20}{A_对 \times m_取 \times 标示量} \times 100\%$$

式中,$c_供$:供试品的量;$c_对$:对照品的量;$A_供$:供试品的峰面积或峰高;$A_对$:对照品的峰面积或峰高;$m_总$:10 片药物总重量;$m_取$:实际取样量。

3. 实训结论　《中国药典》(2010 年版)规定,阿司匹林的合格片剂含阿司匹林($C_9H_8O_4$)应为标示量的 95.0%～105.0%。

判断实训药品的含量是否合格。

五、注意事项

1. 不同的色谱仪器在操作指令上会有所不同,以仪器的操作规程为准。

2. 实训所用到流动相必须用孔径 0.45 μm 的微孔滤膜进行过滤,样品和对照品溶液进样前同样需要过滤。

3. 实训结束后,要充分地冲洗色谱仪的管道和色谱柱。

思考题

1. 高效液相色谱的基本组成有哪几部分?

2. 阿司匹林含量测定还有哪些方法? 其各自的依据及适用对象是什么?

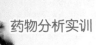

阿司匹林片含量测定考核评价标准

测试项目	技能要求	分值	得分
实训准备	着装整洁,卫生习惯好 实训内容、相关知识,正确选择所需的材料及设备,正确洗涤	5	
实训操作	配制流动相、过滤、脱气	10	
	配制对照品溶液、供试品溶液	10	
	按照步骤分别打开仪器开关	5	
	排除系统气泡	10	
	设置各项参数	10	
	进样操作	10	
	进样结束后冲洗色谱柱及进样阀	10	
	依次关闭仪器开关	5	
实训记录	正确、及时记录实训的现象、数据	10	
清场	按要求清洁仪器设备、实训台,摆放好所用药品	5	
实训报告	实训报告工整,项目齐全,结论准确,并能针对结果进行分析讨论	10	
合计		100	

实训十三　维生素 E 的含量测定

实训目标

1. 掌握校正因子概念和内标法测定药物含量的方法。
2. 熟悉气相色谱仪的使用方法。
3. 了解气相色谱法分离有机化合物的基本原理及操作条件。

实训内容

一、实训相关知识

气相色谱分析是采用气体作流动相的一种色谱分析方法,近二十多年来发展极为迅速,目前已成为色谱法中一个很重要的独立分支。气相色谱法按固定相不同而分为气固色谱法与气液色谱法。就其应用范围来说,气液色谱法应用比气固色谱法更为普遍与广泛,这里将重点进行讨论。

在气相色谱法中,由于以气体为流动相,物质在气相中传递速度快,气态样品中各组分与固定相相互作用次数多(103~106 次),而且可以作为固定相的物质种类广,因而混合物通过气相色谱法可以得到良好的分离。再通过检测装置进行鉴定,即可快速给出定性定量结果,因此气相色谱法有如下特点:

(1)高效能:是指一般填充柱都有几千块理论塔板,毛细管柱可达 105~106 块理论板,因而可以分析沸点十分相近的组分和极为复杂的多组分混合物,例如用毛细管柱一次可分析酒中 100 多个组分。

(2)高选择性:是指固定相对性质极为相似的物质,如同位素、烃类异构体等有较强的分离能力,主要是通过高选择性的固定液,使各组分间分配系数有较大差别而实现分离。

（3）高灵敏度：目前使用高灵敏检测器可以检测出 $10^{-11}\sim10^{-13}$ g 物质。因此，在痕量杂质分析中，可以测出超纯气体、高分子单体、高纯试剂中 IPPM（10^{-6}）～（10^{-9}）杂质。

（4）分析速度快：一般分析一次的时间在几分钟到几十分钟，某些快速分析，一秒钟可分析 7 个组分。但目前手工处理一次数据的时间比分析所需时间多几倍到几十倍。若用电子计算机控制色谱分析，使色谱分析及数据处理全部自动化，速度就大大加快。

（5）应用范围广：气相色谱法可以分析气体、液体和固体，不仅是有机物，也可以分析无机物，还可以分析高分子和生物大分子，而且应用范围日益扩大。

气相色谱仪器系统的主要部件有：气路系统、进样系统、柱分离系统、检测器系统、记录仪和数据处理系统。

（1）气路系统：气源有氮气、空气、氢气等。常用氮气作载气，氮气纯度最好使用 99.99% 的高纯氮。实际工作中要在气源与仪器之间连接气体净化装置。目前氮气和氢气气源主要有钢瓶和气体发生器两种。高压钢瓶的气体纯度高，但是更换不方便。气体发生器使用方便，但是纯度不高。另外，空气压缩机是以实训室空气为气体来源的，有机杂质含量可能会高一些，要注意经常更换净化装置。

（2）色谱柱：根据所使用的色谱柱粗细不同，可分为一般填充柱和毛细管柱两类。一般填充柱是将固定相装在一根玻璃或金属的管中，管内径为 2～6mm。毛细管柱则又可分为空心毛细管柱和填充毛细管柱两种。空心毛细管柱是将固定液直接涂在内径只有 0.1～0.5mm 的玻璃或金属毛细管的内壁上，填充毛细管柱是近几年才发展起来的，它是将某些多孔性固体颗粒装入厚壁玻管中，然后加热拉制成毛细管，一般内径为 0.25～0.5mm。

（3）检测器：气相色谱的检测器有火焰离子化检测器（FID）、热导检测器（TCD）、电子俘获检测器（ECD）、火焰光度检测器（FPD）、氮磷检测器（NPD）等。在药物分析中火焰离子化检测器（FID）是最常用的检测器。

维生素 E（vitamin E）是脂溶性维生素，易溶于脂肪和乙醇等有机溶剂中，不溶于水，对热、酸稳定，对碱不稳定，维生素 E 的含量可以用内标法进行定量测定。

二、实训用物

气相色谱仪及配套色谱工作站、高纯氮气（99.99%）、电子天平、棕色具塞瓶、移液管、维生素 E、正三十二烷（优级纯）、正己烷（优级纯）。

三、实施要点

1. 仪器的准备工作　见图 13-1。

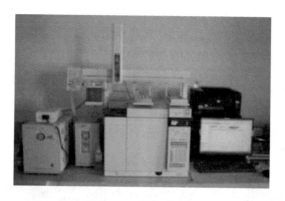

图 13-1 气相色谱仪

（1）气源（图 13-2）：①确保氮气的纯度（99.99%）并配备气体净化装置：脱氧管、脱水管、脱氢管。②为安全起见，氮气瓶需独立放在室外。

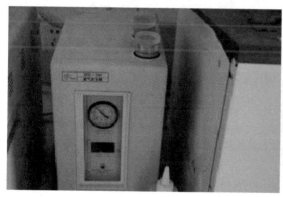
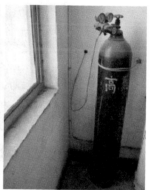

图 13-2 氢气发生器和氮气钢瓶

（2）色谱柱（图 13-3）：色谱柱以聚硅氧烷类和聚乙二醇类毛细管柱使用居多，开机后，要对色谱柱进行老化。①使固定相更好地附在柱子的内壁上。②高温老化可以顺便去除一些杂质和溶剂。

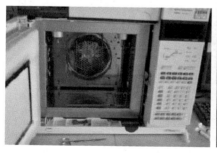
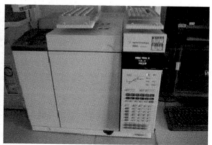

图 13-3 毛细管色谱柱和柱子使用前老化

（3）进样系统（图13-4）：进样系统包括样品引入装置和气化室（进样口）。样品引入装置：10 μl微量进样器、自动进样器和顶空进样器（农药残留、溶剂残留等需配置）。进样口一般分为前进样口和后进样口（进样时常需分流，防止过载）。

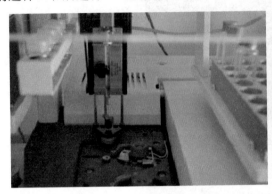
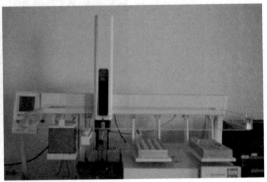

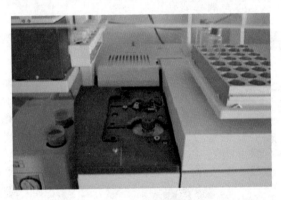

图13-4 自动进样器和进样口

（4）检测器：FID检测器温度要高于柱温，并不得低于150℃，以免水汽凝结，通常为250～350℃。ECD检测器操作温度一般为250～350℃。

2. 标准溶液的配制和校正因子的测定 取正三十二烷10 mg，精确称量，置10 ml量瓶中，加正己烷溶解并稀释至刻度，作为内标溶液。称取维生素E标准品20 mg，精确称量，置棕色具塞瓶中，加内标溶液10 ml，密塞，振摇使溶解，取1～3 μl注入气相色谱仪，计算校正因子。

3. 维生素E溶液的配制 取维生素E 20 mg，精确称量，置棕色具塞瓶中，加内标溶液10 ml，密塞，振摇使溶解，即得，待测。

4. 色谱条件的选择

固定相：硅酮（OV-17）为固定相

载气：氮气，流量：1.5 ml/min

检测器：FID检测器，柱温：265℃

5. 样品的测定 取1～3 μl样品溶液注入气相色谱仪。同时开始计时并记录色谱图，色谱工作站会保存并处理所得的色谱数据。按内标法以峰面积计算，即得。

6. 实训结束　按操作流程关闭仪器,整理打扫实训台。

四、实训结果

1. 记录维生素 E 标准品中加内标溶液和样品中加内标溶液的色谱图和峰面积。

2. 校正因子计算: $f = \dfrac{A_{内标} \times c_{对照}}{A_{对照} \times c_{内标}}$。

3. 维生素 E 含量的计算

$$维生素 E 的百分含量\% = \dfrac{f \times c_{内标} \times A_{对照}}{A_{内标} \times m_{样} \times V_{样}} \times 100\%$$

式中,$c_{内标}$:内标溶液浓度;$c_{对照}$:对照品的浓度;$A_{内标}$:内标物质峰面积;$A_{对照}$:对照品的峰面积;$V_{样}$:样品稀释的体积;$m_{样}$:实际取样量。

4. 实训结论　《中国药典》(2010 年版)规定,维生素 E 的含量测定中,含维生素 E($C_{31}H_{52}O_3$)应为 96.0%~102.0%。

判断实训药品的含量是否合格。

五、注意事项

1. 维生素 E 对氧十分敏感,遇光、空气可被氧化。

2. 严禁在高温下打开柱温箱门,以免固定相流失。若要开柱温箱门,必须先降柱温至 50℃以下。

3. 氮气必须是最先开,最后关。

 思考题

1. 气相色谱的基本组成有哪几部分?

2. 内标物要满足什么要求?

维生素 E 的含量测定考核评价标准

测试项目	技能要求	分值	得分
实训准备	着装整洁,卫生习惯好 实训内容、相关知识,正确选择所需的材料及设备,正确洗涤	5	
实训操作	打开氮气,观察压力	10	
	配制对照品溶液、供试品溶液、内标溶液	10	
	按照步骤分别打开仪器开关	5	
	老化柱子	10	
	设置各项参数	10	
	进样操作	10	
	进样结束后降低柱温箱温度至 50℃ 以下	10	
	依次关闭仪器开关	5	
实训记录	正确、及时记录实训的现象、数据	10	
清场	按要求清洁仪器设备、实训台,摆放好所用药品	5	
实训报告	实训报告工整,项目齐全,结论准确,并能针对结果进行分析讨论	10	
合计		100	

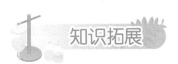

知识拓展

气相色谱仪操作规程

1. 检查仪器,观察氢气发生器的液位。打开氮气钢瓶,检查压力是否正常,依次开启自动进样器、空压机、氢气发生器、主机(包括双检测器)、计算机的电源开关。

2. 选择正确极性的毛细管柱,按照正确的方向接在进样口和检测器上。

3. 双击计算机上在线工作站图标,进入系统后点击仪器参数设定,设定进样器、进样口、色谱柱、检测器等各项参数,将方法建立为文件名保存。

4. 预热机器,使用 FID 时,待系统就绪后,开启氢气、空气发生器(点火前检查气体发生器是否泄漏),打开气相色谱仪并手动点火或自动点火(推荐 FID 氢空比约 40 ml:400 ml,FPD 氢空比 50 ml:60 ml),预热至少 30 分钟。

5. 设置单次进样或批处理,输入样品名、分析方法、样品瓶位(手动进样为 1,不进样设为 0)并开始分析。

6. 色谱图采集数据完毕后,系统会自动结束采集并保存图谱,实训操作人员处理图谱数据并打印实训图谱或报告。

7. 实训完毕后,关闭氢气、空气,将检测器、进样口及柱温箱温度降至 50 ℃ 以下,关闭系统,关闭软件,关闭主机,关闭电源。最后关闭氮气,并盖好防尘布,做好使用记录。

实训十四　胃蛋白酶的效价测定

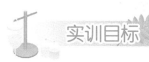

1. 掌握蛋白酶活力测定的方法之一——取样测定法。
2. 掌握分光光度计的原理和使用方法。

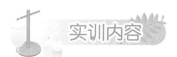

一、实训相关知识

酶类药物的效价测定一般以其生物学作用为基础,选用特定的底物,在一定条件下比较供试品与相当标准品所产生的特定反应,通过等反应剂量间比例的运算,测得供试品中活体成分的效价。目前较多的以分光光度计作为辅助测定手段。

胃蛋白酶能催化血红蛋白水解成不被三氯醋酸所沉淀的酪氨酸、色氨酸等,其在紫外区有特征吸收,测定波长为 275 nm,可用紫外分光光度计直接测定并计算效价。在规定条件下,每分钟能催化水解血红蛋白生成 1 μmol 酪氨酸的酶量,为一个蛋白酶活力单位。

二、实训用物

1. 器材　紫外分光光度计(图 14 - 1)、秒表、试管及试管架、移液管、移液器、万分之一天平、漏斗、滤纸、恒温水浴。

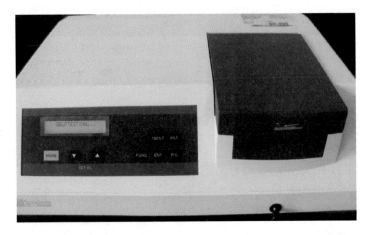

图 14－1　SP－752 型紫外可见分光光度计

2. 试剂　1 mol/L 盐酸溶液 100 ml,血红蛋白溶液 100 ml(取血红蛋白 1 g,加上述盐酸溶液使溶解成 100 ml,即得,本液置冰箱中保存,2 日内使用）,;5％三氯醋酸溶液 100 ml。

三、实施要点

1. 对照品溶液的制备　精密称取经 105℃ 干燥至恒重的酪氨酸对照品适量,加盐酸溶液(取 1 mol/L 盐酸溶液 65 ml,加水至 1 000 ml)制成每 1 ml 中含 0.5 mg 的溶液。

2. 供试品溶液的制备　取本品适量,精密称定,用上述盐酸溶液制成每 1 ml 中含 0.2～0.4 单位的溶液。

3. 测定操作

(1) 取试管 6 支,其中 3 支各精密加入对照品溶液 1 ml,另 3 支各精密加入供试品溶液 1 ml,置 37℃±0.5℃水浴中,保温 5 分钟。

(2) 精密加入预热至 37℃±0.5℃的血红蛋白试液 5 ml,摇匀,并准确计时,在 37℃±0.5℃水浴中反应 10 分钟。

(3) 立即精密加入 5％三氯醋酸溶液 5 ml,摇匀,滤过,取续滤液备用。

(4) 另取试管 2 支,各精密加入血红蛋白试液 5 ml,置 37℃±0.5℃水浴中保温 10 分钟,再精密加入 5％三氯醋酸溶液 5 ml,其中一支加供试品溶液 1 ml,另一支加上述盐酸溶液 1 ml,摇匀,滤过,取续滤液,分别作为供试品和对照品的空白对照。

以上测定操作如表 14－1 所示。

表 14－1　胃蛋白酶效价测定步骤

项目	对照品平行管 1#、2#、3#	供试品平行管 4#、5#、6#	对照品空白对照 7#	供试品空白对照 8#
（精密）	各 1 ml	各 1 ml	—	—
	37℃水浴保温 5 分钟			
预热血红蛋白试液（精密）	各 5 ml	各 5 ml	5 ml	5 ml
	37℃水浴反应 10 分钟		37℃水浴保温 10 分钟	
5％三氯醋酸溶液（精密）	各 5 ml	各 5 ml	5 ml 5％三氯醋酸＋ 1 ml 盐酸溶液	5 ml 5％三氯醋酸＋ 1 ml 供试品溶液
	摇匀,滤过,取续滤液,在 275 nm 波长处以 7#、8# 分别作为对照品和供试品的空白对照,测定 1#～6# 试管吸光值			

（5）照分光光度法在 275 nm 的波长处测定吸收度:按"MODE"设置测定方式,按(△/▽)键设置波长,按(100％T/0 Abs)调零。拿取比色皿,润洗,加样,装入样品池中,空白对照调零,拉杆,读取数据(图 14－2)。

4. 实训结束　按操作流程关闭仪器,整理打扫实训台。

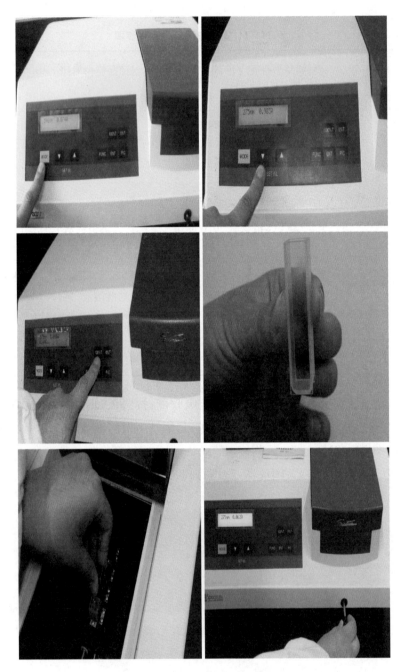

图 14 - 2 SP - 752 型紫外可见分光光度计操作步骤

四、实训结果

1. 胃蛋白酶效价测定结果记录如表 14 - 2 所示,算出平均值 $\overline{A}_S$ 和 $\overline{A}$。

表 14－2 胃蛋白酶效价测定结果记录

	对照品平行管			供试品平行管		
	1	2	3	4	5	6
吸光值						
平均值	$\overline{A_S}=$			$\overline{A}=$		

2. 计算胃蛋白酶效价,按下式计算

$$每 1\,g\,含蛋白酶活力(单位)=\frac{\overline{A}\times W_S\times n}{\overline{A_S}\times W\times 10\times 181.19}$$

式中,$\overline{A_S}$:对照品的平均吸收度;$\overline{A}$:供试品的平均吸收度;W_S:对照品溶液每 1 ml 中含酪氨酸的量(μg);W:供试品取样量(g);n:供试品稀释倍数。

在上述条件下,每分钟能催化水解血红蛋白生成 1 μmol 酪氨酸的酶量,为一个蛋白酶活力单位。

3. 实训结论 《中国药典》(2010 年版二部)规定,按干燥品计算,每 1 g 中含胃蛋白酶活力不得少于 3 800 单位。

判断该供试品的效价是否合格。

五、注意事项

1. 测定时,滤液须澄清,否则将影响结果的准确度及精密度。
2. 胃蛋白酶效价测定过程中务必将反应时间精确控制好,否则会造成很大误差。

 思考题

1. 供试品空白对照液中为什么要在最后一步加供试品溶液?其目的何在?
2. 试验中 5％三氯醋酸的作用是什么?
3. 什么是续滤液?
4. 对照品溶液制备中的酪氨酸干燥至恒重的意义是什么?

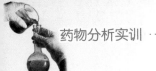

胃蛋白酶的效价测定考核评价标准

测试项目	技能要求	分值	得分
实训准备	着装整洁,卫生习惯好 实训内容、相关知识,正确选择所需的材料及设备,正确洗涤	5	
实训操作	配制血红蛋白溶液等相关试剂	5	
	配制对照品溶液、供试品溶液	10	
	胃蛋白酶效价测定中加样顺序正确,加样量精确	15	
	反应条件、时间控制精确	10	
	过滤操作	10	
	正确测定对照品与供试品吸光值	15	
	依次关闭仪器开关	5	
实训记录	正确、及时记录实训的现象、数据	10	
清场	按要求清洁仪器设备、实训台、摆放好所用药品	5	
实训报告	实训报告工整,项目齐全,计算正确,结论准确,并能针对结果进行分析讨论	10	
合计		100	

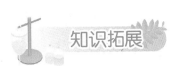
知识拓展

SP-752型紫外可见分光光度计操作规程

1. 接通电源 打开电源开关,仪器进行自检,预热20分钟。

2. 设置测试方式 如需测定透射比,则按"MODE"将测试方式设置为透射比方式,此时显示器显示"xxxnm,xxx.x%T";如需测定吸光度值,则按"MODE"将测试方式设置为吸光度方式,此时显示器显示"xxxnmx.xxx%Abs"。

3. 设置波长 按"波长设置"键(△/▽)设置所需的分析波长,注意当波长改变时,及时调整100%T。

4. 将样品装入比色皿 手拿比色皿粗糙面,将参比溶液和被测溶液分别倒入比色皿中,测试波长在340~1 000 nm范围内时,使用玻璃比色皿;测试波长在190~340 nm范围内时,使用石英比色皿。

5. 打开样品室盖,将盛有溶液的比色皿分别插入比色皿槽中,盖上样品室盖。

6. 调零 将参比溶液推入光路中,按"100%T"键调整零吸光度。

7. 读数据 向外拉杆,此时显示器显示的是与光路对应的样品的透射比值或吸光度值,记录数据。

8. 用蒸馏水清洗比色皿,关闭电源,罩上防尘罩,进行使用登记。

实训十五　青霉素效价的生物学测定

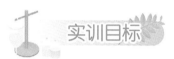

1. 熟悉管碟法的原理。
2. 掌握二剂量法测定抗生素效价单位的技术和计算方法。

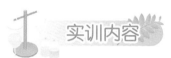

一、实训相关知识

抗生素的效价常采用微生物学检定方法,它是利用抗生素对特定的微生物具有抗菌活性的原理来测定抗生素效价的方法。管碟法是琼脂扩散法中的一种,已被各国药典广泛采用,作为法定的抗生素生物检定方法。管碟法是根据抗生素在琼脂平板培养基中的扩散渗透作用,比较标准品和检品两者对试验菌的抑菌圈大小来测定供试品的效价。

管碟法可分为一剂量法、二剂量法和三剂量法,其中二剂量法应用最广泛,二剂量法是将抗生素的标准品及供试品各稀释成高、低两种剂量,在同一含试验菌的琼脂培养基平板上进行对比,根据两种剂量四种溶液所产生的抑菌圈大小,计算出供试品的效价。

二剂量法效价计算公式为:

(1) 求出 V 与 W 　$V=T_2+T_1-S_2-S_1$ 　$W=T_2+S_2-T_1-S_1$

(2) 求出 θ 　$\log\theta=(V/W)\times I$ 　推导:$\theta=10^{(V/W)\times I}$

(3) 求出 $P_T=A_T\times\theta$

式中,T_2、T_1:供试品高、低剂量溶液所形成的抑菌圈直径或面积;S_2、S_1:标准品高、低剂量溶液所形成的抑菌圈直径或面积;I:高、低剂量间浓度比的对数;θ:供试品效价相当于标示量的百分数;P_T:供试品实际单位数;A_T:供试品标示量或估计单位。

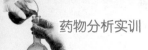
二、实训用物

1. **菌种**　金黄色葡萄球菌。

2. **药品**　青霉素钠的标准品、产黄青霉(青霉素高产分泌菌株)发酵液。

3. **灭菌溶液**　牛肉膏蛋白胨琼脂培养基(作生物测定用时,平板应分上、下两层,上层需加0.5％葡萄糖)、0.2 mol/L pH 6.0 的磷酸缓冲液、0.85％生理盐水。

4. **仪器及器皿**　无菌平皿、牛津杯、移液器及无菌枪头、镊子、滴管、烧杯、游标卡尺、容量瓶、试管、分析天平、恒温培养箱等。

三、实施要点

1. **制备试验菌悬液**　将活化的金黄色葡萄球菌斜面,用 0.85％生理盐水洗下,经离心后去除上清液,再用生理盐水洗涤 1～2 次,并将其稀释至一定浓度的悬液。

2. **标准品溶液的制备**

(1) 准确称取本品 15～20 mg,溶解在一定量的 0.2 mol/L pH＝6.0 的磷酸缓冲液中,制成 2 000 U/ml 的青霉素母液,冷藏存放。

(2) 使用前将青霉素母液用 pH＝6.0 的磷酸缓冲液稀释成浓度为 1.0 U/ml 的溶液,做标准品高剂量溶液(S_2);将高剂量溶液稀释 2 倍或 4 倍后做标准品低剂量溶液(S_1)。

3. **供试品溶液的制备**

(1) 产黄青霉发酵液用 pH＝6.0 的磷酸缓冲液作适当稀释,做供试品高剂量溶液(T_2)。

(2) 将高剂量溶液与标准品高剂量同等倍数稀释后做供试品低剂量溶液(T_1)。

4. **底层培养基制备**　取无菌培养皿,每皿移入 20 ml 牛肉膏蛋白胨琼脂培养基,置水平待凝固备用。

5. **铺含菌上层培养基**　将 100 ml 牛肉膏蛋白胨琼脂培养基融化,待冷却到 50～55℃时再加入 60％葡萄糖 12 ml 和金黄色葡萄球菌 3～5 ml(加入菌液的浓度应控制在使 1 U/ml 青霉素溶液的抑菌圈直径在 20～24 mm),充分混匀后,用大口移液管吸取 5 ml 于底层平板上迅速铺满上层,移置水平位置待凝备用(图 15－1)。

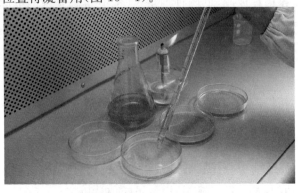

图 15－1　制备培养基

6. **标记**　平板底部对角注明"S_2"、"S_1"和"T_2"、"T_1"标记(图 15-2)。

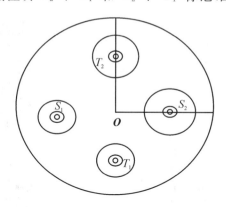

图 15-2　二剂量法示意图

7. **放牛津小杯**　镊子火焰灭菌,夹取牛津杯垂直放置于标注位置,其间距应相等,放置好后静置 5～10 分钟(图 15-3)。

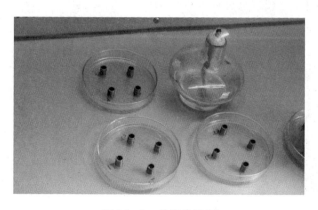

图 15-3　放置牛津杯

8. **加样**　按 $S_2 \rightarrow T_2 \rightarrow S_1 \rightarrow T_1$ 顺序,分别滴加标准品与供试品高低剂量溶液,每孔 200 μl (图 15-4)。

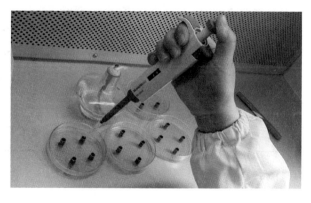

图 15-4　滴加抗生素溶液

9. 培养 加陶瓦圆盖(图 15-5),37℃培养 16~18 小时后观察结果(图 15-6)。

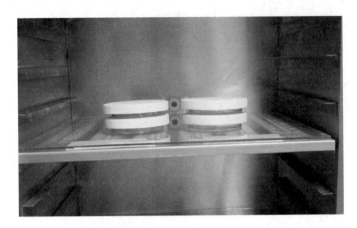

图 15-5 加陶瓦圆盖培养

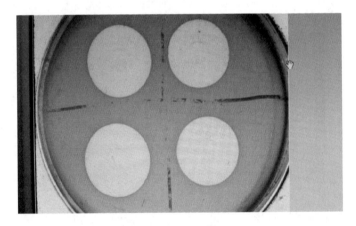

图 15-6 抑菌圈

四、实训结果

1. 用游标卡尺测量各抑菌圈直径并记录结果(单位:mm)。

双碟号	d_{S_2}	d_{S_1}	d_{T_2}	d_{T_1}

2. 进行可靠性检验,计算效价。

五、注意事项

1. 牛津杯放置时,要从同一高度垂直放在菌层培养基上,不得下陷,不得倾斜,各小杯之间尽量等距。

2. 铺含菌上层平板时,保持培养基温度 50～55℃,防止局部凝固。

3. 各牛津杯中滴加样品的量应保持一致,减小误差;滴加样品时要避免药液溅出、滴管碰到钢管使抑菌圈出现破裂不圆;滴加溶液的间隔不可过长,否则因钢管内溶液的扩散时间不同会影响测定结果。

4. 该实训中以高剂量抗生素溶液所形成的抑菌圈直径在 20～24 mm 为宜,高、低剂量所形成的抑菌圈直径之差最好大于 2 mm。

 思考题

抗生素微生物检定法——管碟法实训的影响因素有哪些?

青霉素效价的生物学测定考核评价标准

测试项目	技能要求	分值	得分
实训准备	着装整洁,卫生习惯好 实训内容、相关知识,正确选择所需的材料及器皿,正确洗涤	5	
实训操作	菌种活化及菌悬液制备	10	
	配制标准品溶液、供试品溶液	10	
	双层平板的制备	10	
	标记、放置牛津杯	10	
	滴加样品	10	
	抑菌圈结果	10	
	效价计算	10	
实训记录	正确、及时记录实训的现象、数据	10	
清场	按要求清洁仪器设备、实训台,摆放好所用药品	5	
实训报告	实训报告工整,项目齐全,结论准确,并能针对结果进行分析讨论	10	
合计		100	

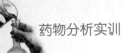

实训十六 维生素C片剂的一般检查

实训目标

1. 掌握片剂制剂检查的一般检查项目。
2. 熟悉维生素C片剂制备原理和方法。
3. 了解崩解时限的概念及操作。

实训内容

一、实训相关知识

片剂是指药物与适宜的辅料均匀混合,通过制剂技术压制而成的圆片状或异型片状的固体制剂。片剂的制备方法有湿颗粒法、直接压片法和干法制粒压片法等方法。除对湿、热不稳定的药物之外,多数药物采用湿法制粒压片。

维生素C(vitamin C,ascorbic acid)又叫 L-抗坏血酸,是一种水溶性维生素。

维生素C片的制备

【处方】	维生素C	1 g
	糊精	10 g
	淀粉	20 g
	淀粉浆(10%)	适量
	硬脂酸镁	0.15 g
	共制得	100 片

【制法】取维生素C、糊精、淀粉混合均匀,用淀粉浆作黏合剂拌和制成适宜软材,通过14目

筛制粒,于 70～80℃干燥,颗粒过筛整粒后,加硬脂酸镁混合均匀,压片,即得。

注意:①淀粉浆的制备:取淀粉,先用少量冷水搅匀,然后冲入定量的沸水,并不断搅拌,使成透明糊状(必要时可稍加热,但注意防止直火焦化)。

②制片剂的原料一般应先经粉碎、过筛和混合等操作。小剂量药物与辅料混合时,常采用等量递加法,并反复过筛、混合,以确保药物分布均匀。

③黏合剂用量要恰当,软材应达到以手握之可成团块、手指轻压时又能散裂而不成粉状为度。再将软材挤压过筛,制成所需大小的颗粒,颗粒应以无长条、块状和过多的细粉为宜。

④湿颗粒应根据主药和辅料的性质,以适宜温度尽快干燥。干燥后颗粒往往结团粘连,需过筛整粒,也可加入润滑剂同时整粒并混匀。

为了保证质量,生产出来的片剂必须按《中国药典》有关标准进行质量检查,主要检查外观、脆碎度、崩解时限和重量差异。

二、实训用物

脆碎度分析仪、智能崩解仪、电子天平、1 000 ml 烧杯。

三、实施要点

1. 外观检查 片剂外观应完整光洁、色泽均匀,无杂斑,无异物,有适宜的硬度。分别取片1、片 2、片 3 各 20 片在白色 A3 打印纸上观察。

2. 脆碎度检查(图 16-1) 片重为 0.65 g 或以下者取若干片,使其总重量约为 6.5 g;片重大于 0.65 g 者取 10 片。用吹风机吹去脱落的粉末,精密称重,置圆筒中,转动 100 次。取出,同法除去粉末,精密称重,减失重量不得超过 1%,且不得检出断裂、龟裂及粉碎的片。

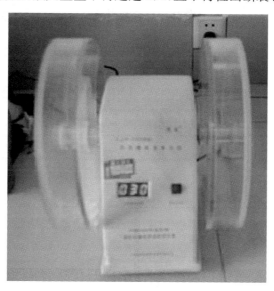

图 16-1　脆碎度分析仪

3. **崩解时限检查**（图16-2） 采用吊篮法，方法如下：取药片6片，分别置于吊篮的玻璃管中，每管各加1片，开动仪器使吊篮浸入37℃±1.0℃的水中，按一定的频率（30～32次/分钟）往复运动。从片剂置于玻璃管开始计时，至片剂破碎并全部固体粒子都通过玻璃管底部的筛网（筛孔内径2 mm）为止，该时间即为该片剂的崩解时间，应符合规定崩解时限（一般压制片为15分钟）。如有1片不符合要求，应另取6片复试，均应符合规定。

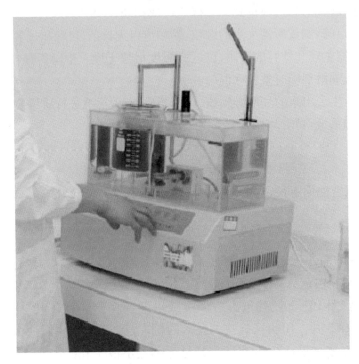

图16-2 智能崩解仪

4. **重量差异检查** 取药片20片，精密称定总重量，求得平均片重后，再分别精密称定各片的重量。每片重量与平均片重相比较（凡无含量测定的片剂，每片重量应与标示片重比较）超出重量差异限度（表16-1）的药片不得多于2片，并不得有1片超出限度1倍。

表16-1 重量差异限度

平均片重	重量差异限度
0.30 g 以下	±7.5%
0.30 g 或 0.30 g 以上	±5%

四、实训结果

1. 各片在15分钟内全部崩解，观察并记录下药品全部崩解通过筛网的时间。

2. 利用去皮法称量重量差异,并根据重量差异限度计算出片重范围。

$$重量允许范围＝平均重量×(1±重量差异限度)$$

3. 实训结论　《中国药典》(2010 年版)规定,维生素 C 片剂的一般检查包含外观、脆碎度、崩解时限和重量差异的检查。

判断实训药品的检查是否合格。

五、注意事项

1. 维生素 C 在润湿状态较易分解变色,尤其与金属(如铜、铁)接触时,更易于变色。因此,为避免在润湿状态下分解变色,应尽量缩短制粒时间,并宜在 60℃ 以下干燥。

2. 崩解时限检查时吊篮浸入 1 000 ml 烧杯中,加入水约为 800 ml 即可符合吊篮下降时筛网距离烧杯底 25 mm、上升时筛网在液面下 15 mm 处。

思考题

1. 崩解时限与溶出度的区别与联系,为什么药典规定凡检查溶出度的制剂不再进行崩解时限检查?

2. 片剂质量检查的内容有哪些?

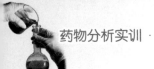
维生素C片剂的一般检查考核评价标准

测试项目	技能要求	分值	得分
实训准备	着装整洁,卫生习惯好 实训内容、相关知识,正确选择所需的材料及设备,正确洗涤	5	
实训操作	观察记录外观检查	10	
	打开电子天平,预热	10	
	按照步骤分别打开仪器开关	10	
	打开智能崩解仪,设置参数	5	
	脆碎度分析仪操作	10	
	记录崩解时间	10	
	计算重量差异范围	10	
	依次关闭仪器开关	5	
清场	按要求清洁仪器设备、实训台、摆放好所用药品	5	
实训记录	正确、及时记录实训的现象、数据	10	
实训报告	实训报告工整,项目齐全,结论准确,并能针对结果进行分析讨论	10	
合计		100	

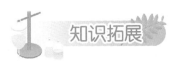

崩解度与溶出度

一、崩解度与溶出度的联系与区别

1. 崩解度是固体药物质量检查的指标之一。崩解度是药物在人体(胃)崩解速率的一个度量值,取决于崩解剂,一般用崩解时限考查。

影响片剂崩解的因素主要有原辅料的性质,处方组成,生产工艺,崩解剂的品种、用量等。依靠崩解时限检查作为所有片剂、胶囊等固体制剂在体内吸收的评定标准显然是不够完善的。因为药物溶解后通过崩解仪筛网粒径常为2.0 mm,而药物需呈溶液状态才能被机体吸收,所以崩解仅仅是药物溶出的最初阶段,而后面的继续分散和溶解过程,崩解时限检查是无法控制的。且固体制剂的崩解还要受到处方设计、制剂制备、贮存过程及体内许多复杂因素的影响,所以崩解时限检查不能客观反映药物与赋形剂之间的关系和影响。

2. 基于以上分析,固体制剂出现了溶出度的概念,也称溶出速率,是指在规定的溶剂和条件下,药物从片剂、胶囊剂、颗粒剂等固体制剂中溶出的速度和程度。测定固体制剂溶出度的过程称为溶出度试验,它是一种模拟口服固体制剂在胃肠道中的崩解和溶出的体外试验方法。药物溶出度检查是评价制剂品质和工艺水平的一种有效手段,可以在一定程度上反映主药的晶型、粒度、处方组成、辅料品种和性质、生产工艺等的差异,也是评价制剂活性成分生物利用度和制剂均匀度的一种有效标准,能有效区分同一种药物生物利用度的差异,因此是药品质量控制必检项目之一。

二、一般认为要作溶出度测定的药物及崩解时限测定的药物

1. 难溶性(一般指在水中微溶或不溶)药物,与其他成分容易相互作用的药物,因制剂处方与生产工艺造成临床疗效不稳定的药物以及治疗量与中毒量相接近的药物(包括易溶性药物),其口服固体制剂质量标准中必须设定溶出度检查项。另外固体制剂的处方筛选及生产工艺流程制定过程中,也需对所开发剂型的溶出度做全面考察。

2. 以上药物的固体制剂做了溶出度测定,就可以不做崩解时限测定,除此以外的固体制剂都要做崩解时限检测。

实训十七　马来酸氯苯那敏片含量均匀度检查

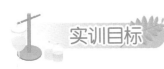
实训目标

1. 掌握片剂含量均匀度的测定方法、结果计算和判断标准。
2. 熟悉紫外可见分光光度计的使用方法。

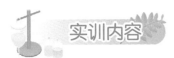
实训内容

一、实训相关知识

1. 含量均匀度　含量均匀度是指小剂量或单剂量的固体制剂、半固体制剂和非均相液体制剂的每片(个)含量符合标示量的程度。除另有规定外,片剂、硬胶囊剂或注射用无菌粉末,每片(个)标示量不大于 25 mg 或主药含量不大于每片(个)重量 25％者,内容物非均一溶液的软胶囊,单剂量包装的口服混悬液、透皮贴剂、吸入剂和栓剂,均应检查含量均匀度。凡检查含量均匀度的制剂,一般不再检查重(装)量差异。

2. 紫外分光光度法含量测定方法一般有以下几种:

(1) 对照品比较法:按各品种项下的方法,分别配制供试品溶液和对照品溶液,对照品溶液中所含被测成分的量应为供试品溶液中被测成分规定量的 100％±10％,所用溶剂也应完全一致,在规定的波长测定供试品溶液和对照品溶液的吸光度后,按下式计算供试品中被测溶液的浓度:

$$c_X = (A_X/A_R)c_R$$

式中,c_X:供试品溶液的浓度;A_X:供试品溶液的吸收度;c_R:对照品溶液的浓度;A_R:对照品溶液的吸收度。

(2) 吸收系数法:按各品种项下的方法配制供试品溶液,在规定的波长处测定其吸光度,再以该品种在规定条件下的吸收系数计算含量。用本法测定时,吸收系数通常应大于100,并注意仪器的校正和检定。

（3）比色法：供试品溶液加入适量显色剂后测定吸光度以测定其含量的方法为比色法。用比色法测定时，应取数份梯度量的对照品溶液，用溶剂补充至同一体积，显色后，以相应试剂为空白，在各品种规定的波长处测定各份溶液的吸光度，以吸光度为纵坐标、浓度为横坐标绘制标准曲线，再根据供试品的吸光度在标准曲线上查得其相应的浓度，并求出其含量。也可取对照品溶液与供试品溶液同时操作，显色后，以相应的试剂为空白，在各品种规定的波长处测定对照品和供试品溶液的吸光度，按上述（1）法计算供试品溶液的浓度。除另有规定外，比色法所用空白系是指用同体积溶剂代替对照品或供试品溶液，然后依次加入等量的相应试剂，并用同样方法处理制得。

二、实训用物

紫外分光光度计，过滤装置，容量瓶，量筒；马来酸氯苯那敏片等。

三、实施要点

1. 仪器的准备工作　见图 17－1。

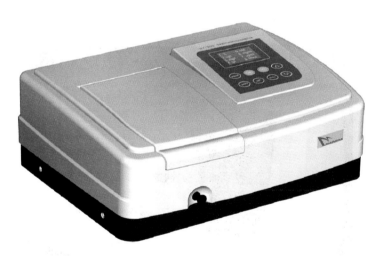

图 17－1　紫外分光光度计

2. 供试液的配制（图 17－2）　取本品 1 片，置于 200 ml 容量瓶中，加水约 50 ml，振摇使崩解，加稀盐酸 2 ml，并用水稀释至刻度，摇匀，静置，滤过，取续滤液，即得供试品溶液。

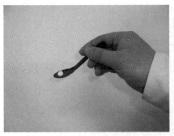
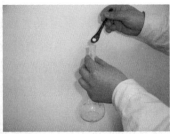
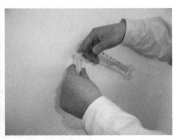

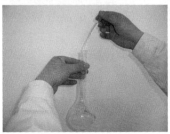
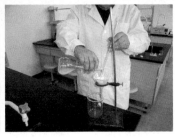

图 17 - 2　配制供试液

照紫外分光光度法，于波长 264 nm 处测定吸收度，按 $C_{16}H_{19}ClN_2 \cdot C_4H_4O_4$ 的吸收系数 ($E_{1cm}^{1\%}$) 为 217 计算每片的标示含量 (图 17 - 3)。照上述方法分别测定另外 9 片的含量。

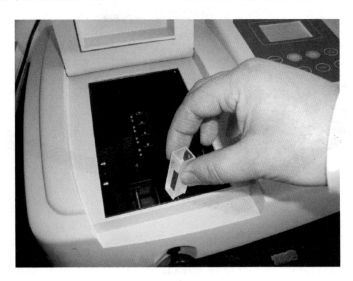

图 17 - 3　测定供试液

四、实训结果

1. 数据记录与计算

(1) 每片的标示含量 (X)；

$$X=\frac{每片的实际含量}{标示量}\times100\%=\frac{A\times200\times1\,000}{217\times100\times标示量}\times100\%$$

（2）平均标示含量 $\overline{X}$；

（3）标示量与均值之差的绝对值 A（$A=|100-X|$）；

（4）标准差 S（$S=\sqrt{\dfrac{\sum(X-\overline{X})^2}{n-1}}$）。

2. 实训结论

（1）若 $A+1.80S\leqslant15.0$，则符合规定。

（2）若 $A+S>15.0$，则不符合规定。

（3）若 $A+1.80S>15.0$ 且 $A+S\leqslant15.0$，应另取 20 片做复试。复试计算 30 片的均值 S、A：若 $A+1.45S\leqslant15.0$，则合格；若 $A+1.45S>15.0$，则不合格。

五、注意事项

1. 供试品的主药必须溶解完全，并且定量转移至量瓶。

2. 测定时溶液必须澄清，如滤过不清，可离心后取澄清液测定。

3. 用紫外可见分光光度计测定含量均匀度时，所用溶剂需一次配够。当用量较大时，即使是同批号的溶剂，也应混合均匀后使用。

 思考题

1. 药物含量均匀度一般测定哪些药物？

2. 测定药物含量均匀度有什么意义？

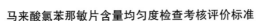
马来酸氯苯那敏片含量均匀度检查考核评价标准

测试项目	技能要求	分值	得分
实训准备	着装整洁,卫生习惯好 实训内容、相关知识,正确选择所需的材料及设备,正确洗涤	10	
实训操作	按照步骤分别打开仪器开关	10	
	配制供试品溶液	10	
	比色皿的正确使用	10	
	紫外分光光度计仪器操作界面的使用	10	
	过滤操作	10	
	依次关闭仪器开关和清洁仪器设备	10	
清场	按要求清洁实验仪器、实训台,摆放好所用药品	10	
实训记录	正确、及时记录实训的现象、数据	10	
实训报告	实训报告工整,项目齐全,结论准确,并能针对结果进行分析讨论	10	
合计		100	